WESTEND

Mehr über unsere Autoren und Bücher:
www.westendverlag.de

Die Deutsche Nationalbibliothek verzeichnet diese Publikation
in der Deutschen Nationalbibliografie; detaillierte bibliografische
Daten sind im Internet über http://dnb.d-nb.de abrufbar.

ISBN: 978-3-98791-350-1
1. Auflage 2026

Umschlaggestaltung: Buchgut, Berlin
Satz: Publikations Atelier, Weiterstadt
Druck und Bindung: Friedrich Pustet GmbH & Co. KG, Gutenbergstr. 8,
93051 Regensburg
Printed in Germany

Inhalt

Boden ohne Bedürfnisse

Morgens um 6:15 Uhr in der Berliner U-Bahn. Stille. Nur das leise Rascheln von Stoff, das gleichmäßige Atmen der wenigen Fahrgäste. Menschen hängen mit müden Augen an ihren Bildschirmen, endloses Scrollen durch die Vorstellung eines besseren Lebens. Andere starren geradeaus, die Finger fest um den Kaffeebecher geschlossen, als hinge ihr Aufrechtbleiben an diesem letzten warmen Rest überteuerter Lifestyle-Versprechen. Manche haben die Augen geschlossen und kämpfen sichtbar dagegen an, nicht auf die Schulter eines Fremden zu kippen. Niemand spricht. Nur die nüchterne Stimme, die die nächste Station ansagt und das schroffe »Zurückbleiben, bitte«, bevor sich die Türen schließen.

Mein Geist verliert sich irgendwo zwischen Wachsein und Wegdriften. Unscharf nehme ich das psychedelisch anmutende Muster der Sitze wahr: Hellblau, Anthrazit, Rot und dieses aggressive Gelb, das mich selbst im Halbdunkel anschreit.

BOB – »Boden ohne Bedürfnisse« haben wir damals dazu gesagt. In der Grundausbildung hat der einfach alles gefressen: Waffenöl, Remoulade, den Dreck der vergangenen Geländetage. Wer weiß, wie viel Mensch der Sitz schon verschlungen hat. Eine Kakophonie an Historien. Die Dramaturgie der Öffis. So viel Persönlichkeit auf so wenig Raum konzentriert. Die Alten, die Schreienden, die Feiernden, die, die einfach nur auf Arbeit wollen. Hinter mir liegt eine kurze Nacht, vor mir ein noch längerer Tag. Schichtdienstleben. Planarbeit im Vierwochen-Rhythmus. Lebemensch nach Rücksprache mit der Dienstplanerin. Party feiern nur die anderen. Der klägliche Rest aus Eckkneipen-Nostalgie und uniformer Berliner Technokultur drückt mir den Geruch konsumierter Substanzen entgegen. Ich kann nichts dagegen tun, es nicht abschalten, nicht einmal dämpfen. Am liebsten möchte ich mir die Nase abklemmen und meinen Riechkolben von Hirn und Erinnerung trennen. Ich rieche Talg in ungewaschenen Haaren, durchfeierte Nächte, die Erschöpfung durchgeschwitzter Körper und maskierte Armut. Eine Geruchsmischung alter Zeiten. Die ersten vier Monate als Studentin. Ein zugiger Schlauch als mein Zuhause und Citypizza im Vorderhaus. War ich naiv. »Schanti!«, schallte es damals regelmäßig durch den Hinterhof, »Schanti, mach das Brett auf!« Hereinspaziert ins Appartement der bezahlten Bedürfnisbefriedigung. Die Besucher bekam man nie zu sehen, doch das war auch nicht nötig. Ich wusste, wann wer da war, weil dieses Odeur an Zigaretten und billigem Parfüm in der Luft hing. Schanti hieß weder Schanti noch wohnte sie immer dort. Nur dann und wann, wenn die Untersetzten und Schwitzenden, Schüchternen und Schroffen den Weg hinter Citypizza, erster Aufgang, zweiter Aufgang, Appartement Stern fanden. Manchmal auch zu mir. »Tschuldigung, vertan.«

Mit jeder Haltestelle drängt der schwere Geruch vom Schmiermittel der Bremsklötze in den Wagon. Tür zu. »Zurückbleiben, bitte.« Warum riecht U-Bahn eigentlich in jeder Stadt anders? Die alte Berliner Göre ist kein Vergleich zur aufgesetzten Madamigkeit von München. Eine olfaktorische Signatur unauslöschlicher Erinnerungen. Diese elendige Möchtegern-Metropole ist meine berufliche Heimat geworden, kartografiert von der Duftspur ihrer Einwohner. Santal für den Pitch der Mitte-Menschen. Ombre Nomade in der U8. Sterillium ist das Parfüm für die systemrelevanten Beklatschten in Weiß. Heute klatscht keiner.

Geklatscht wurde eh nur für die Sichtbaren. Ich war unsichtbar. Für den Auslandseinsatz eingesperrt in einem kleinen Hotelzimmer. Statt der vorgesehenen 14 Tage dauerte die Isolation nun 24. »Verstöße gegen die Hygieneregelungen« hieß damals die Ursache für unsere Verlängerung in diesem muffigen Hotel so weit weg von daheim. Jeden Tag nur 30 Minuten Ausgang. 23,5 Stunden in den engen vier Wänden, ohne Bewegung, ohne echte Kontakte. Jede

Minute überwacht, jeder Schritt geplant, jede Interaktion registriert. Die Isolation war wie ein Dauerzustand, der an Körper und Geist nagte. Manchmal saß ich einfach auf dem Bett und starrte die Wand an. Keine Freiheit, keine Ablenkung, keine Möglichkeit, den Kopf freizukriegen. Die Routine war kleinlich, fast absurd: Es klopft an der Tür, erst dann darf ich öffnen. Essen steht vor dem Zimmer. Keine Ahnung was, Auswahl gibt es eh nicht. Aufsicht anrufen. »Ja, kein Fieber. Nein, kein Husten.« Zeitslot abgrasen. Kurze Zeit draußen an der frischen Luft, dann zurück ins Zimmer. Sport war kaum möglich. Sechs Lunges hin, sechs Lunges zurück. Mehr ging zwischen Fenster und Tür nicht. Liegestütze. Squats. Repeat. Selbst die Übergabe vom Vorgängerteam in Afghanistan war verkürzt, weil die Vorbereitungszeit durch die Isolation schrumpfte. Trotzdem gab es den Auftrag. Ich sollte nach Afghanistan. Dienst an der Gesellschaft. Für Kameraden, die ihr Leben in meine Hände legten. Kein Applaus, keine Dankesbekundungen. Nur die Pflicht. Nur die Verantwortung. Alles geben, bevor der Einsatz überhaupt begann.

Heute hätten meine Augenringe Zuspruch verdient. Blau schimmert die Müdigkeit der abgebückten Dienste durch die dünne Lidhaut. Leben rettet sich nicht in schön. Ich muss funktionieren, dabei bin ich gerade so bereit, meine Haltestelle nicht zu verpassen. Schwartzkopffstraße. Willkommen Tag, willkommen Point of no Return.

Wann weißt du, dass du nicht mehr zurückkannst? Wann kommt der Moment, der so viel mit dir macht, dass er für immer eine Kerbe im Buch deiner Biografie sein wird? U-Bahnen fahren nicht nur geradeaus. »Zug zurückziehen.« Das klingt so mechanisch. Schwerfällig rollt er zurück. Schau nicht hin. Lass das nicht den Moment sein. Woher weiß ich, ob ich nicht die eine bin? Die es nicht übersteht? Wann läuft das Fass über? Wie viel kann man erleben, sehen, tun oder nicht tun, dass genug irgendwann genug ist? Der Tod sieht jedes Mal anders aus. Garantiert nicht immer friedlich. Aber auf jeden Fall befremdlich. Bei Sterbenden bemerkt man, wenn sie irgendwann den einen Schritt zu weit vom Leben gegangen sind. Zack, da sind die Lichter aus und auf einmal bleibt nichts mehr, was einmal Mensch war. Nur noch eine Hülle. Vielleicht im Bett, vielleicht daheim, manchmal unter dir, die du in der Sorglosigkeit deines Alltags gar nicht siehst.

Die unregelmäßige Regelmäßigkeit dessen, was sich mein Alltag nennt, läuft viel zu schnell an. Tempo, Tempo, ihr Langsamgeher und Im-Weg-Rumsteher. Ich hechte die Treppe hoch, linksherum über die Straße. Vor mir diese unsagbare Palme, dort, inmitten des Geländes des BND. Sie wirkt deplatziert, fast wie die trügerische Fassade einer weiten, unerreichbaren Welt, die flirrt wie in tropischer Hitze. Rollsplitt knirscht unter meinen Füßen auf dem Weg zum Tor am Nordeingang, dem Stützpunkt unserer Notarztwache am Bundeswehrkrankenhaus. Ich frage mich jedes Mal, wie es sein kann, dass diese fiesen kleinen Steine selbst in den festen Schuhen der Wintertage ihren Weg zwischen Socke und Sohle finden. Ein kleiner Feind im Schuhwerk, der gegen die Nerven meiner Fußsohle schlägt, als wolle er mich an die Aufgaben des anbrechenden Tages erinnern.

Guten Morgen Berlin, du Ding zwischen alter Heimat und unterdrücktem Fernweh. Ich zücke meinen Schlüsselbund mit dem Chip für das Drehkreuz und nicke dem dick eingemummelten Kollegen vom Wachschutz am Tor wortlos zu. Wir kennen uns aus all den Zeiten zwischen Tag und Mitternacht, zwischen Sonne und Sternenhimmel. Irgendwie sind wir immer da, wortlos nebeneinander, an der Schnittstelle zwischen Krankenhaus und zivilem Leben. Direkt neben dem Drehkreuz blicke ich in eine Baugrube. Wieder so ein überteuerter Mitte-Bau, in den sie ziehen werden: Anwälte und die anderen Besser-Vernetzten, die später gegen Hubschrauberlärm und Blaulichtfahrten klagen. Wer will schon auf Müllpresse und Krankenhausgelände schauen? Hier, an dieser Grenze, nur einen Straßenzug entfernt, wo sich der schmuddelige Teil des Weddings absetzt von den besserlebenden Mitte-Menschen.

Ich stapfe die Treppen hoch zum Dienstraum der Notarztwache. Endlich werde ich diesen fiesen Stein in meinem Schuh los. Die Nachtschichtcrew hängt nach mehr als zwölf Stunden auf der abgewetzten Couch durch. Viel zu müde Augen. Schlaf gab es keinen.

Ging auch nicht, dem Krankenhaus geht die Bettwäsche aus. Für die Ruheräume des Personals steht nichts mehr zur Verfügung. Ich übernehme das Morphin und die anderen stärksten Schmerzmittel, unterschreibe die Dienstübernahme und wechsle in das grelle Orange meiner Dienstkleidung. Das bin ich, für die nächsten zwölfeinhalb Stunden: Die Notärztin, Anästhesistin und Akutmedizinerin. Für mich ein Tag wie jeder andere. Ein unspektakulärer Trott, an den mich am Ende kaum mehr erinnert als die Blase an der Ferse durch den dämlichen Stein in meinem Schuh. Was für mich Alltag ist, manchmal nicht mehr als eine Abschürfung auf der Haut, ist für andere der schlimmste Tag ihres Lebens, der bei mir mit der ersten Alarmmeldung auf meinem Pager beginnt: »Person unter Zug.«

»Zurückbleiben, bitte.« Der Zugverkehr ist derzeit wegen eines Notarzteinsatzes unterbrochen. Notärztin bitte. Es riecht nach Eisen. Ich weiß nicht, ob wegen des vielen Blutes oder weil ich im U-Bahnschacht stehe. »Schau nicht hin.« Das sagt der da neben mir. Er kann das auch nicht. »Zu viel gesehen«, sagt er. Und ich? Wie viel ist denn zu viel oder sollte es besser gar nicht sein? Eigentlich ist mir kalt. Viel zu lange auf. Aber schau, schau diese Idioten da, wie sie gaffen. Hau ab. Geh weg. Die Gier der Einfältigen an der Sensation. Leb dein Leben und mach das Ende eines anderen nicht zu deinem Schauspiel.

Ich stehe vor den Haufen Knochen, Darm, vielleicht war das mal ein Gesicht. Eindeutig nicht-natürliche Todesursache. Wer räumt das eigentlich auf? Hat die BVG spezielle Menschenwegmachtruppen? Noch nie darüber nachgedacht. Wohl aber, was den Unterschied ausmacht. Warum gibt es Menschen, die Dinge erleben, die eigentlich nicht auszuhalten sind, und trotzdem keine Angststörung entwickeln? Und andere, die an etwas zerbrechen, das von außen betrachtet eigentlich so viel unbedeutender wirkt? Wer misst den Dingen ihre Bedeutung zu? Ist es unsere Vergangenheit, die darüber entscheidet, ob wir an etwas zerbrechen oder daran wachsen? Ich glaube, sie prägt uns stärker, als wir ahnen. Als Dorfgöre habe ich gelernt, dass im Leben nicht das Drama im Mittelpunkt steht, sondern die Lösung. Wir, die Kinder der 90er-Jahre in Ostdeutschland, sind großgeworden in einer Zeit der Neuorientierung. Vieles, was zuvor Bestand hatte, war plötzlich verschwunden. Also suchten wir nach neuen Möglichkeiten. Meistens taten wir das gemeinsam. Die Dorfgemeinschaft hielt zusammen. Es wurde wenig gejammert und viel gehandelt. Wenn ein Problem auftauchte, packte man es an.

Diese Haltung hat sich tief in mir verankert und bis heute trage ich sie in mir. In schwierigen Situationen, ob unter Beschuss oder wenn ein sterbender Patient eingeliefert wird, richtet sich mein Fokus unmittelbar auf die Frage, wie ich unter den gegebenen Umständen das bestmögliche Ergebnis erreichen kann. Ich konzentriere mich auf das, was jetzt zu tun ist. Dieser klare Fokus schafft eine emotionale Distanz, die es mir ermöglicht, auch in Extremsituationen ruhig zu bleiben. Dass ich so handle, ist kein Mangel an Mitgefühl. Es ist eine Form von innerer Ordnung, die meine Handlungsfähigkeit sichert. Ich bin mir bewusst, dass meine Arbeit Teil eines größeren Ganzen ist. Darin bin ich nur ein kleines Mosaiksteinchen.

Das, was ich erlebe, ist ein Ausschnitt des Gesamtbildes. Dieser Gedanke relativiert vieles. Er nimmt Situationen etwas von ihrer erdrückenden Absolutheit. Ich sehe aber, dass andere an genau solchen Momenten zerbrechen. Wenn sie einem Patienten nicht helfen konnten. Wenn sie in eine schreckliche Lage geraten sind und glauben, versagt zu haben. Aus einem einzelnen Ereignis wird dann schnell ein Urteil über die eigene Person. Der misslungene Ausgang dient als vermeintlicher Beweis für die eigene Unzulänglichkeit. Das Erleben wird mit dem Selbstwert verknüpft.

Dabei stellt sich die Frage, wer eigentlich bestimmt, was Scheitern bedeutet. Wer definiert, was wertvoll ist. Ist es die Erwartung der Gesellschaft? Oder sind es wir selbst, die aus einem Moment eine Identität formen? Ich glaube, viele zerbrechen weniger an dem Ereignis an sich als daran, wie sie es bewerten. Wenn der eigene Wert untrennbar an Erfolg geknüpft ist, wird jedes Nichtgelingen zu einer existenziellen Bedrohung.

Meine Prägung hat mir einen anderen Zugang eröffnet. Nicht jede Situation lässt sich kontrollieren, nicht jedes Leben retten, nicht jedes Leid verhindern. Das bedeutet nicht, dass der Mensch, der es versucht hat, gescheitert ist. Vielleicht entscheidet sich unser inneres Wachstum genau dort, wo wir lernen, Ereignisse von unserem Selbstwert zu trennen.

Unser Wert definiert sich nicht an einem Ausgang. Er wird gesetzt, durch unsere Haltung, unsere Verantwortung und unsere Bereitschaft, immer wieder aufzustehen und weiterzumachen. Manchmal ist es auch das System selbst, das uns Ärztinnen in eine Form von Widerstandskraft drängt. Wir suchen uns diese Herausforderungen nicht aus, und doch passen wir uns ihnen an, weil wir es müssen. Während andere politische Entscheidungen treffen, Konflikte entfachen oder gesellschaftliche Schieflagen produzieren, entsteht bei uns die Erwartung, dass die Folgen individuell zu bewältigen sind. Plötzlich ist es meine Aufgabe, mit den Auswirkungen umzugehen, mich gezwungenermaßen anzupassen, obwohl ich die Ursachen nicht gesetzt habe.

Das Gesundheitssystem befindet sich seit Jahren in einer Krise. Der Personalmangel ist real, die Belastung dauerhaft hoch, und dennoch wird von uns erwartet, jederzeit konzentriert, stabil und leistungsfähig zu arbeiten. In unterschiedlichen Rollen erlebe ich das immer wieder. Ob als Ärztin, Soldatin, Unternehmerin oder auch im Privaten: Verantwortung landet oft ungefragt bei mir. »Kannst du da kurz drüberschauen?« Die Nachrichten landen im privaten Chat und drängen sich in den viel zu vollen Alltag. Die Arroganz der geklauten Stunde findet sich im Glauben, fremde Zeit stehe einem zu. Die Annahme, dass Verfügbarkeit auch dann gelte, wenn eigentlich Pause ist. Man wird zu einer vermeintlichen Abkürzung für die Lösung fremder Probleme. Offizielle Wege und Strukturen treten in den Hintergrund, verborgen unter dem Mantel von »Wir kennen uns doch«. Und plötzlich liegt es bei einem selbst, sich zu erklären, abzugrenzen und Nein zu sagen. Aber jedes »mal eben« verlagert Aufwand. Die Bequemlichkeit des einen erzeugt

Arbeit beim anderen. Dafür braucht es noch nicht einmal eine Lösung. Schon das Ablehnen von Erwartungen kostet Zeit, Energie und Rechtfertigung. Diese geklaute Stunde ist kein individuelles Fehlverhalten. Sie ist Ausdruck eines Systems, in dem Verfügbarkeit mit Fürsorge verwechselt wird und Expertise als jederzeit abrufbare Ressource gilt. In dem Unsicherheit als nicht auszuhalten empfunden und sofort ausgelagert wird. Am liebsten an jemanden, der es schon richten kann.

Notfallmedizin war damals der Grund, warum ich Ärztin geworden bin. Ich wollte dieses Arbeitsfeld. Ich war immer beeindruckt von der Dynamik der Situation. Niemand steht hinter dir und teilt die Belastung einer Entscheidung. Dein Kopf ist das, worauf du dich verlassen musst. Das hat mich ungemein motiviert, mein Fach zu verstehen. Nur Emotionen lassen sich nicht trainieren. Angst in einer Simulation ist kein Vergleich zu dem kalten Kribbeln zwischen deinen Schulterblättern, wenn du plötzlich Verantwortung für ein echtes Leben trägst. Wenn die Handlung nicht mehr in der Theorie abgewogen, sondern irreversibel in der Praxis umgesetzt wird. Medizin ist eine bewusste Entscheidung. Notfallmedizin führt darüber hinaus in ein Arbeitsfeld, das mit einer besonderen und allgemein bekannten psychischen Belastung einhergeht. Ein Feld, in dem die Wahrscheinlichkeit für Posttraumatische Belastungsstörungen nicht abstrakt ist, sondern strukturell fast schon Teil der Genetik zu sein scheint. Man sieht Dinge, die man nicht sehen sollte. Dinge, für die es keinen natürlichen Platz im Alltag gibt. Manche werden davon krank. Andere entwickeln diese sonderbare, dauerhafte Angst vor der Angst. Wieder andere gehen hinein, sehen alles und gehen wieder heraus. Die funktionieren einfach. Ich habe mich lange gefragt, warum. Und irgendwann auch, was davon ich bin. Warum geht es mir gut? Ist das eine Illusion oder kommt irgendwann der große Zusammenbruch?

Der mit den Delfinen schwimmt

Ein Bericht von S., männlich, Anfang vierzig

Der Punkt, an dem es kein Zurück mehr gab, war ein kleines Mädchen in Mali. Die brillante Fassade fiel einfach in sich zusammen. Ich, zwei Meter groß, stattlicher Oberstleutnant der Bundeswehr, saß plötzlich auf dem Boden und weinte. Vor mir ein Mädchen mit dunklen Knopfaugen, die mich irritiert ansahen. Sie verstand nicht, was mit mir los war. Warum auch? Sie hatte mir doch gerade etwas Großartiges gezeigt. Dieses wunderbare Kind stand da voller Stolz und deutete auf seinen ganz eigenen Schlafplatz. Die dreckige, von Ungeziefer befallene dünne Matratze auf dem kalten Steinboden war ihr Zuhause. Sie besaß nichts. Kein eigenes Zimmer, kein Spielzeug, nicht einmal Eltern, die sie abends in den Arm nahmen. Und trotzdem schaute sie mich an, als hätte ich ihr gerade die Welt geschenkt. Ein Lächeln, das nicht aus Höflichkeit entstand, sondern aus echter, unmittelbarer Freude.

Wir hatten auf dem Markt Säcke mit Reis gekauft. Schwere, grobe Jutesäcke, die in der Sonne nach Staub und Korn rochen. Dazu einfache Oster-Malsachen, bunte Stifte, Papier, kleine Bilder zum Ausmalen. Nichts Großes, nichts Spektakuläres. Dinge, die bei uns selbstverständlich sind. Ich hatte auf meinen vier Auslandseinsätzen schon viel erlebt, aber nichts davon traf mich so wie der Stolz in ihren Augen. Für sie war es das Himmelreich auf Erden. Für mich das Traurigste und Erbärmlichste, das ich je gesehen habe. Viel später realisierte ich, dass ich nicht um des Mädchens wegen weinte.

Zu Hause bin ich der Vorzeigesoldat mit der Vorzeigekarriere. Einer der ersten in meinem Jahrgang, der zum Major befördert wurde. Wo ich bin, ist vorn. Ein Leben im Laufschritt. Vorne kürzer gibt's bei mir nicht. Verantwortung kam früh in mein Leben, ohne dass jemand sie mir offiziell übertragen hätte. In meiner Familie war es selbstverständlich, da zu sein, zu organisieren und Verantwortung zu tragen, während andere sich auf ihr Ziel konzentrieren konnten. Dieses Funktionieren, dieses Sich-Zurücknehmen zugunsten eines größeren Ganzen kannte ich, lange bevor ich es später in einer Uniform wiederfand. Als ich zur Bundeswehr kam, musste mir niemand erklären, wie Hierarchien funktionieren. Ich war daran gewöhnt. Früh hatte ich verstanden, wie Systeme aufgebaut sind, und vielleicht noch früher, wie man sich in ihnen bewegt. Klare Zuständigkeiten, klare Erwartungen, klare Linien.

Verantwortung wird nicht verteilt, sie wird übernommen. Wenn ein Auftrag da ist, wird er ausgeführt. Umwege führen zu Diskussionen, Diskussionen zu Ausreden. Nicht bei mir. Strukturen gaben mir Sicherheit. Sie erlaubten mir, mich selbst zurückzunehmen und trotzdem wirksam zu sein. Ich diente, weil ich es wollte, war verlässlich, belastbar und jederzeit einsatzbereit. Führung bedeutete für mich, vorne zu sein. Und wer führt, braucht einen freien Geist. Den holte ich mir. Als Offizier hatte ich das Gefühl, dass es mehr geben musste als Struktur und Präsenz und Form. Jeder Atemzug, jede Handlung ist exakt vorgeschrieben. So präzise, dass mich das Leben außerhalb dieser Ordnung geradezu berauschte vor Möglichkeiten. Der freie Geist, von dem so gern gesprochen wird, musste irgendwo hin. Er wollte Gesellschaft und all die Versprechen, für die ich andere beschütze. Leichtigkeit und Genuss. Und so wurden diese champagnerschweren Nächte zu einer Auszeit, in der ich mir erlaubte, das auszukosten, wofür im Alltag kein Platz war.

Die Arbeit füllte die Woche, lange Tage verflossen ineinander, Überstunden wurden zur Normalität, Leistung zum Maßstab, an dem ich mich selbst überprüfte. Ich arbeitete viel, ohne innezuhalten, weil Innehalten in diesem Rhythmus keinen Platz hatte. Das Leben begann dort, wo die Woche endete. In diesen kurzen

Zeitfenstern erlaubte ich mir das Gegenstück zu all dem, was mich sonst definierte: Genuss, Leichtigkeit und das Gefühl von Freiheit. Als ließe sich die Uniform der Pflichtgefühle übers Wochenende in Bubbles ertränken. Lange Zeit war ich überzeugt, ein gelungenes Leben zu führen. Erfolg klebte an mir wie die Bestätigung von außen. Ich hatte viel erreicht, war angekommen. So dachte ich zumindest. Vielleicht war das der Punkt, an dem ich mich am stärksten der Illusion hingab, in Ordnung zu sein. Und doch endete alles damit, dass ich in Mali auf dem Boden saß und bitterlich über mein eigenes Leben weinte.

Wenn ich ehrlich zu mir bin, kam der Zusammenbruch nicht überraschend. Der Rausch hatte nachgelassen. Zurück blieb eine Müdigkeit, die sich nicht mehr wegfeiern ließ. Anfangs nur kurz und selten, kehrte sie mit der Zeit immer häufiger wieder und blieb immer länger. Schleichend, aber penetrant machte sich mehr und mehr Selbstmitleid in mir breit.

Nach außen gab ich das Paradebild eines Soldaten. Führung beginnt bei einem selbst. Leistung kommt vor Befindlichkeit. Die perfekte Fassade von Männlichkeit. Der Auftrag fragt nicht, wie es dir geht, denn in dem Moment, in dem er es täte, würde das System nicht mehr funktionieren. Hinter dem strahlenden Äußeren war ich überzeugt, dass niemanden interessierte, wer ich wirklich bin. Ich witterte Verrat in meinen Beziehungen. Niemand tat mir mehr leid als ich selbst. Ich verdiente keine Liebe. Diese irrationalen Gedanken und Gefühle waren so überwältigend, dass sie eine verzerrte Welt in meinem Kopf aufbauten. Im Nachhinein weiß ich, dass sie den Beginn meiner Depression markierten, doch damals konnte ich das nicht sehen. Ich hatte keinen Durchblick mehr durch diese fälschliche Imagination von meinem Leben. Kurz vor meinem Einsatz in Mali trennte ich mich von meiner Freundin. Ich war so von meinem inneren Dämon überzeugt, dass ich ihr weder mich noch die Belastung eines Einsatzes zumuten wollte. Die Umstände nutzte ich als einfache feige Flucht, um ihre kritischen Worte auszuschalten. Sie verstand, was mit mir geschah. Ich allerdings war geblendet von der Krankheit, die ich erst viel später als Depression verstand. Erst an diesem schäbigen Ort ließ sie ihre Hüllen fallen. Dort, wo für eine unschuldige Kinderseele Heimat war. Glück ist manchmal so unglaublich unkompliziert. Und trotzdem so hart auszuhalten, etwa wenn das größte Gefühl in dieser räudig stinkenden Realität von einem Osterhasen ausgeht. Mein eigenes Elend demaskierte sich in der Hitze Afrikas. Die Armut prallte auf mein früheres Leben. Dort hatte ich den Überfluss als Belohnung für die Härte meines Alltags gefeiert. Nun stand hier dieses Kind vor mir, mit einer Freude, die sich an ein Kuscheltier klammerte. Und daneben ich. Ich, der abends in ein weiches Bett fiel und den Staub des Tages von sich wusch, spürte eine Leere, die ich mir nicht erklären konnte. Die Intensität dieses Loches in mir überwältigte mich. Es war, als löste sich mein Normalzustand auf und die Last der schwersten menschlichen Fragen fiel über mich her. Ich wusste nicht mehr das »Warum«. Ich hatte keine Ahnung mehr von mir. Ich war geläutert von meinem inhaltslosen Leben.

Diese Erkenntnis war der Grund, warum ich nach meiner Rückkehr bis zur Selbstaufgabe versuchte, meine Beziehung wiederzubeleben, die ich vor dem Einsatz beendet hatte. Vielleicht aus Sehnsucht nach Vertrautheit. Vielleicht, weil ich hoffte, wenn dieser eine Anker wieder greifen würde, könnte auch der Rest meines Lebens endlich gut werden. Ich habe gekämpft, erklärt, festgehalten. Mehr, als gut für mich war.

Gescheitert bin ich trotzdem. An meinem Geburtstag war mein bester Freund zu Gast. Eigentlich ein unbeschwerter Abend. Und doch war ich plötzlich überzeugt, zwischen ihm und meiner Ex-Freundin bestehe ein Verhältnis. Ein Blick, ein Lachen, eine vermeintliche Nuance zu viel. In meinem Kopf setzte sich daraus eine Geschichte zusammen, die sich lückenlos und wahr anfühlte.

Mein Zuhause kam mir zunehmend fremd vor. Bis dahin war die Oberflächlichkeit mein Schutzbunker gewesen. Zusammen mit der Unverbindlichkeit ließ ich niemanden an mich ran, zeigte selbst aber auch kaum ernsthaftes Interesse an anderen. Keiner bemerkte mein Anderssein. Die Dunkelheit hielt ich verborgen. Sie gehörte mir allein.

Gegen Weihnachten kam der Zusammenbruch. Ich ging abends wie gewohnt ins Bett. Doch am nächsten Morgen war nichts mehr wie zuvor, so als hätte jemand über Nacht den Notausschalter gedrückt. Ich lag in meinem Bett und konnte nicht mehr aufstehen. Anfangs wollte ich auch gar nicht. Vor meinem inneren Auge saß ich in einem tiefen Brunnen. Ganz unten. In absoluter Einsamkeit. Zunächst war das nicht einmal beängstigend. Im Gegenteil. Ich fühlte mich aufgehoben, umhüllt von meinem Selbstmitleid – ein Zustand, in dem ich mich verlieren konnte. Doch irgendwann verschob sich etwas.

Ich wurde so regungslos, dass ich mir nicht einmal neue Zigaretten kaufte. Und das, obwohl ich sehr gern rauchte und der Späti fast gegenüberlag. Ich blieb liegen. Einen Tag. Dann noch einen. Ich trug mich durch diese zähe Müdigkeit und schwamm auf den Wellen zwischen Hell und Nacht und Sonne und Schlaf mit. Manchmal gab es kurze Momente, in denen ich aufstand, duschte, etwas aß. Auf jeden von ihnen folgten Tage, die so schwer waren, dass sie sich später meiner Erinnerung entzogen. Der Gedanke ließ mich nicht los, dass man mir nicht helfen könne. Als hätte ich einen Punkt überschritten, hinter dem mich niemand mehr erreicht. Ich hielt mich für unrettbar. Und doch kämpfte sich, langsam und gegen meinen Widerstand, eine Erinnerung in mein Bewusstsein. Ein Artikel, den ich Jahre zuvor als junger Presseoffizier geschrieben hatte: »Der mit den Delfinen schwimmt«. Inzwischen leitete dieser jemand die Psychiatrie der Bundeswehr. Er beschäftigte sich mit Soldaten, die nach Auslandseinsätzen nicht einfach wieder funktionierten. Ich war mir sicher, wenn mir jemand helfen konnte, dann dieser Arzt.

Zwischen dem Gedanken und dem Packen des Koffers lagen Tage. Selbst als alles bereitstand, ging ich nicht. Ich saß da, wartete und ließ die Zeit verstreichen. Es kostete mich so viel Kraft. Irgendwie kam mein Körper in Bewegung, ohne dass mein Kopf nachrückte. Da stand ich dann am Gleis und mir fuhr dieser widerliche Gedanke ein, hart und unvermittelt, wie ein Zug, den man nicht kommen sieht: »Es wäre okay, wenn jetzt alles vorbei wäre.« Ich dachte, ich hätte alle Erfahrungen gemacht. Gelebt und geliebt, gelacht und gestritten. Ich habe die Welt gesehen, Glück gekannt, das Leben geschmeckt und Elend gerochen. Mehr musste es nicht geben. Alles schien vollständig und doch entschied ich mich fürs Einsteigen. Als ich saß, kam dann die Erleichterung. Ich wollte nicht mehr leiden. Und doch konnte ich mir kaum eingestehen, dass ich überhaupt litt. Was war mir denn schon passiert?

Aus meinem Umfeld kannte ich Soldaten mit Posttraumatischer Belastungsstörung. Aber bei ihnen gab es einen ganz konkreten Auslöser. Ein Freund etwa hat Unvorstellbares erlebt. Bei der Entschärfung einer Rakete ging etwas schief und seine Kameraden wurden getötet. Er selbst überlebte nur, weil ein anderer vor ihm stand. Dass so etwas nicht folgenlos bleibt, verstand ich sofort.

Aber bei mir? Ich konnte weder einen Auslöser benennen noch verstehen, woher meine Probleme kamen. Und solange ich das nicht tat, ging auch nicht in meinen Kopf, dass ich Hilfe brauchte. Es war nichts passiert, außer dieses allmähliche Wegbrechen eines Selbstbildes. Verletzungen hatten sich zuvor immer eindeutig bestimmen lassen. Wenn Knochen brechen, tut das weh. Schmerz war immer da – das scheint das Schicksal eines Soldaten zu sein. Was ich hingegen lange nicht verstand und bis heute nur schwer begreife, ist, wie unsichtbare Prozesse im Inneren so viel zerstören können. Wie Neurotransmitter aus dem Gleichgewicht geraten, hier zu viel ausgeschüttet wird und dort zu wenig. Wie etwas, das man weder sehen noch anfassen kann, das ganze Leben beeinflusst.

Ich litt. Enorm. Ich wollte, dass es aufhört. Das war mein letzter Antrieb bis in die Flure der Bundeswehr-Psychiatrie. Ich hoffte, ihn – der mit den Delfinen schwimmt – dort zu treffen. Nur er konnte mir helfen. Da war ich mir sicher.

Doch zunächst kam ein anderer Arzt auf mich zu. Sein weißer Kittel bewegte sich leicht im Luftzug des Flures, während er auf mich zuging. Die Schritte ruhig, der Blick konzentriert, professionell. Ich schenkte ihm kaum Beachtung. Für mich war er in diesem Moment nur eine Zwischenstation auf dem Weg zu etwas, das ich mir schon innerlich zurechtgelegt hatte.

Alles andere blendete ich aus. Die Geräusche im Gang, die Menschen, die an uns vorbeigingen, selbst meine eigene Unsicherheit. Ich klammerte mich an einen Satz, der sich in meinem Kopf festgesetzt hatte, wie an ein Versprechen. Ich reichte dem Arzt die Hand, sagte meinen Nachnamen. Einen Augenblick lang zögerte ich. Dann kam der Moment, den ich so lange vermieden hatte: »Ich brauche Hilfe.« Erst später wurde mir bewusst, wie viel Zeit vergangen war, bevor mir dieser Satz über die Lippen ging. Wie konsequent ich gelernt hatte, ihn zu vermeiden. Jetzt war er ausgesprochen.

Gleich zu Beginn meiner Bundeswehrzeit hatte ich einen Zugführer, der uns körperlich bis zum Äußersten forderte. So etwas kannte ich damals noch nicht. Ich war Abiturient und überzeugt davon, dem Ausbilder intellektuell überlegen zu sein. In meinem Kopf hatte ich meine eigene Vorstellung von Militär. Doch die Anforderungen waren anders. Sie fraßen meine Kraft, wieder und wieder. Irgendwann blieb nichts mehr übrig, was man noch zusammenbeißen konnte. Ich war fertig und das merkte man mir an. Irgendetwas an mir musste es verraten haben. Der Zugführer blieb stehen. Ohne Hast griff er in seine Tasche und zog etwas hervor. Einen Katzenschädel. Nur noch blanker Knochen. Er hielt ihn mir hin, ließ mir einen Moment Zeit, ihn anzusehen, und sagte ruhig: »Wenn Sie so aussehen, dann können Sie nicht mehr.«

Das sollte nicht der einzige Moment bleiben, in dem mir klar gemacht wurde, dass bei der Bundeswehr ausschließlich der starke Wille zählt. Wer nicht mehr kann, will einfach nicht intensiv genug. Und so lernte ich, dass ich können »muss«. Aufgeben ist keine Option. Die Katze hat aufgegeben. Das werde ich, der Offizier und Anführer, nicht.

Jetzt, im Krankenhaus, verlangte ich das Tempo, wie ich es für mein Leben forderte. Ein Formular, ein Gespräch, vielleicht ein Plan und dann würde es mir besser werden. Lage festgestellt, Lage beurteilt. Befehl, Umsetzung. Ich weiß, wie Führung geht. Doch ich hatte keine Ahnung, was Heilung wirklich bedeutet.

Früher war mir meine Gesundheit völlig egal, aber plötzlich war sie alles, an das ich mich noch halten konnte. Jetzt befand ich mich am anderen Extrem. Ich hatte eine Entscheidung getroffen, also war nur das Beste – oder eben der Beste – gerade gut genug. Wie das mit Ärzten in der Bundeswehr läuft, wusste ich ja: Wenn sie mit dem Studium fertig sind und die Approbation haben, werden sie Stabsarzt, mit drei Sternen, und nach zwei Jahren, wenn sie es nicht vermasseln, Oberstabsarzt, mit Kranz und einem Stern. Ich wollte nicht, dass an mir jemand »herumdoktert«, der noch nicht mal ohne Supervision arbeiten darf. Ich wollte ihn. Den Oberstarzt und sonst keinen.

Ich wurde konsequent ausgebremst, ohne Rücksicht auf meinen gewohnten Rhythmus. Am Anfang verweigerte ich jede Tablette. Ich hatte Angst vor den Bildern in meinem Kopf, in denen Menschen stillgestellt werden und weggetreten, nicht mehr bei sich sind. So wollte ich nicht enden. So wollte ich nicht werden.

Auch hielt ich an der Vorstellung fest, da allein durchzumüssen. Vielleicht, um mir selbst etwas zu beweisen. Oder um mich zu bestrafen. Als wäre das Leiden der Preis, den ich zahlen musste. Als hätte ich ihn mir verdient.

Ich stellte mir das mit meinen Problemen wie bei einem Alkoholiker vor, der nichts mehr trinken durfte. In meiner Vorstellung sah ich mich die nächsten drei Wochen zitternd, schwitzend und leidend in meinem Bett auf der Station liegen und anschließend wäre alles wieder gut.

Mir war überhaupt nicht bewusst, wie eine Depression geheilt wird. Ich hatte keine Ahnung davon, was »Heilung« hier bedeuten sollte. Stattdessen lernte ich, fast widerwillig, dass es nur langsam voranging. Tastend, Schritt für Schritt, arbeitete ich mich durch den

Tag. Vielleicht gerade deshalb überraschte es mich, wie schnell ich mich öffnete. Schon am zweiten Tag nach der Aufnahme auf Station schrieb ich nieder, was ich tat, wie ich mich fühlte und warum ich glaubte, dass ich hier war. Mit einem Stift in der Hand füllte ich innerhalb kürzester Zeit zwanzig Seiten. Alles komplett ehrlich und unverfälscht. Ich hatte nicht das Bedürfnis, irgendetwas zu verschönern, denn ich verstand, dass mir das bei der Heilung nicht helfen würde. Diese zwanzig Seiten besitze ich noch, habe sie seitdem jedoch nie wieder gelesen.

In den ersten Tagen auf Station ließ ich vieles einfach geschehen. Untersuchungen, Blutabnahmen, Abläufe, die mir nicht erklärt wurden und die ich auch nicht hinterfragte. Ich hielt das für Routine, zumindest so lange, bis ein Arzt mich zu einem Gespräch bat. Er sagte mir, dass zwei Werte auffällig seien. Einer deutete auf Drogenkonsum hin, der andere auf eine schwere Alkoholabhängigkeit.

Ich hörte zu und verstand zunächst nicht, was er mir da gerade sagte. Dann versuchte ich zu erklären, dass das nicht stimmen konnte. Ich hatte zwar viel gefeiert, aber nicht exzessiv genug, um diese Werte zu erreichen. Auf der Station lagen Menschen, die tatsächlich ihren Alkoholentzug machten. Unschuldsbeteuerungen waren dem Arzt vertraut. Ich klang wie jemand, der sich herausreden wollte. In diesem Moment verlor das System etwas, von dem ich nicht wusste, wie fragil es war: mein Vertrauen. Später stellte sich heraus, dass man die Blutprobe vertauscht hatte. Meine Werte waren bei einer erneuten Untersuchung unauffällig. Doch das ungute Gefühl blieb. Mir wurde nicht geglaubt. Ich musste mich erklären, während ich selbst kaum noch Halt hatte.

Erst danach konnte die Therapie wirklich beginnen. Und ja, es wurde zunächst schlimmer. Sinnbildlich trug ich einen großen Rucksack mit mir herum, vollgestopft mit allem, was ich jahrelang ordentlich verstaut hatte. Sorgen, Zweifel, alte Überzeugungen waren sauber verpackt in viele kleine Päckchen, manche davon schwerer als andere. Die Therapie nahm mir diesen Rucksack ab.

Sie holte ein Päckchen nach dem anderen heraus, öffnete es und zwang mich hinzusehen.

Plötzlich lag vieles offen, das nicht zu meiner Selbstwahrnehmung passte. Zu dem Bild von mir als souverän, cool, weltoffen. Stattdessen blieben Unbehagen und Verletzlichkeit. Ich fühlte mich schutzlos. Als wäre mir alles genommen worden, was mich bisher getragen hatte – wortwörtlich. Da stand ich nun: offen wie ein Buch, verletzlich und gezwungen, mich selbst neu auszuhalten.

Die Therapie drückte mich zurück nach Mali. Plötzlich stand ich wieder in der sengenden Hitze am Bett dieses kleinen Mädchens. Warum gerade das? Warum hatte mich vorher nichts in dieser Weise berührt? Das Kind wurde zum Symbol für das Unversorgte in mir. Wir nahmen es auseinander, immer wieder, Schicht für Schicht, Wunde für Wunde, bis nichts mehr übrigblieb, das man hätte umgehen können. Am Ende bekam das Ganze einen Namen: »Depression mit Einsatzbezug«.

Vorbei an dem blauen Gebäude der Psychiatrie befindet sich eine Straßenkreuzung und an ihr ein Bäcker. Früher hatte mein täglicher Weg von der Wohnung zur Arbeitsstelle daran vorbeigeführt. Der Modulbau hinter dem Klinikzaun, in dem ich nun seit Monaten lebte, war mir dabei nie aufgefallen. Doch ich hatte beim Vorbeigehen immer diesen Duft von industriell aufgebackenen Brötchen in der Nase, vermischt mit übersüßem Gebäck. Nichts Besonderes und dennoch Welten von pappiger Krankenhauskost entfernt. Ich stand am Fenster meines Zimmers. Fast auf das Komma genau konnte ich die Wochenangebote auf dem Aufsteller neben der Eingangstür lesen: »Puddingplunder« und »Berliner Hausbrot«. Trotz der Versuchung schaffte ich es nicht, den sicheren Hafen der Einrichtung zu verlassen, um mir dort etwas zu essen zu holen. Der einzige Weg, den meine Füße noch fanden, führte die Straße hinauf zur Ergotherapie. Ich wurde zu dem, der in Specksteine kratzte. Zu dem, der nicht mehr in der Lage war, auch nur einen zusammenhängenden Satz zu lesen. Alles, was Konzentration erforderte, scheiterte.

Für mich war das zutiefst beängstigend. Denn ich lebte von meinem Kopf. Darin bestand mein Kapital. Das Denken war mein eigentliches Können, das Fundament meiner Arbeit und meines Selbstverständnisses. Und als das plötzlich nicht mehr funktionierte, stellte sich die alles überlagernde Frage: Wenn das wegfällt, was bleibt dann noch von mir?

Die Tage wurden immer intensiver, während mir mein eigener Kopf immer fremder wurde. Ein Rückzug aber kam mir nie ernsthaft in den Sinn. In diese alte Welt gepflegter Gleichgültigkeit zurückzukehren, hätte bedeutet, wieder wegzusehen. Das konnte ich nicht mehr. Die Therapie blieb mein Alltag.

Natürlich war es bereits zu Beginn meines Klinikaufenthaltes notwendig, meinen Chef zu informieren. Mein Arzt riet mir, offen zu sein. Doch so weit war ich nicht. Mein offizieller Weihnachtsurlaub ging noch bis Mitte Januar, also schob ich die Meldung vor mir her. Irgendwann ging auch das nicht mehr. Am Sonntagabend, gut eine Woche nach meinem Einzug und einen Tag, bevor der Dienst wieder losging, schickte ich meinem Chef eine Sprachnachricht. Ich sagte, dass ich im Krankenhaus sei und noch nicht wisse, wann ich wieder dienstfähig sein werde. Mehr nicht. Ein paar Tage später meldete er sich. Er müsse zu einer Routineuntersuchung in genau dieses Krankenhaus, schrieb er. Beiläufig fragte er, auf welcher Station ich liege, denn er würde mich gern besuchen. Ich las die Nachricht mehrmals. Suchte nach einer Antwort, die mir Zeit verschafft hätte. Es gab keine. Als ich sagte, wo ich war, fühlte ich mich gebrandmarkt. Wie ein Rind, das nun sein Leben lang eine sichtbare Markierung trägt.

Zu meiner Erleichterung reagierte mein Chef entgegen meiner Erwartung. Er erzählte von eigenen Erfahrungen und dem, was er erlebt hatte. Und langsam begriff ich, dass ich kein Sonderfall war. Zum ersten Mal hatte ich das Gefühl, nicht allein zu sein. Er ließ mir Zeit und machte keinen Druck. Stattdessen signalisierte er Unterstützung, ohne dass er sie an Bedingungen knüpfte.

In dieser Zeit verspürte ich vor allem Dankbarkeit dafür, dass mich die Medizin zurückgeholt hatte. Wie genau ihr das gelungen war, konnte ich nicht sagen. Ehrlich gesagt weiß ich das bis heute nicht wirklich. Aber es hatte funktioniert und das genügte mir. Langsam begann sich etwas zu verändern. Das war alles nicht abrupt und zunächst auch gar nicht spürbar, aber stetig tat sich etwas.

Nach etwa acht Monaten kehrte ich behutsam in den Dienst zurück. Zunächst mit reduzierten Stunden, dann Schritt für Schritt weiter im eigenen Tempo. Ich merkte, wie sich mein Blick auf das System veränderte. Meine alte Heimat Militär zeigte sich in einer anderen Uniform. Fast zeitgleich mit meiner Rückkehr startete die Bundeswehr eine Kampagne zum Thema Depression. Sie machte sichtbar, wie verbreitet diese Erkrankung tatsächlich ist. Etwa jeder Fünfte erlebt im Laufe seines Lebens eine depressive Episode. Doch der Kampagne fehlte etwas Entscheidendes: Niemand war bereit, darüber zu reden. Niemand wollte sich vor eine Kamera stellen oder öffentlich über die eigene seelische Verletzung sprechen. Ich wusste um die Suche nach einem Protagonisten, wich aber der Anfrage zunächst aus. Für die Sichtbarkeit war ich noch nicht bereit, also behielt ich meine Diagnose lieber für mich. Doch wenn ich durch die Therapie eines gelernt habe, dann, dass ich mich für meine Depression nicht schämen muss.

Rückblickend wurde mir klar, wie wenig Bezug ich zuvor zu psychischen Erkrankungen gehabt hatte. Mein Bild war geprägt von Stigmata und dem klassischen Narrativ einsatzgeschädigter Soldaten. Ich kannte nur die Extreme und die schienen so unglaublich weit weg. Was mir gefehlt hatte, waren andere Bilder. Menschen, die sichtbar machten, dass psychische Erkrankungen nicht nur die treffen, die »zerbrochen« wirken, sondern ganz normale Leute. Solche wie mich. Ich dachte an all jene, die am Tag vor dem inneren Notausknopf ihres Lebens noch überzeugt sind, keine Probleme zu haben. Die funktionieren, weitermachen, sich selbst nicht infrage stellen. Die kein Bild davon haben, was die Seele eigentlich kaputtmacht. Vor diesem Hintergrund entschied ich mich schließlich, meinen Teil beizutragen.

Die Rückmeldungen auf die Kampagne waren überwältigend positiv. Zahlreiche Menschen schrieben mir. Vom Zwei-Sterne-General, der seinen Bruder verloren hatte, bis hin zu Soldaten, die davor der Auffassung gewesen waren, das betreffe nur den »Panzerfahrer ganz vorne«. Dass nun ein Stabsoffizier mit Bilderbuchkarriere darüber sprach, hat ihr Bewusstsein verändert.

Für mich wurde es schließlich heilsam, in den Austausch zu gehen und anderen etwas mitzugeben. Sei es bei Weiterbildungen für Truppenärzte oder bei Vorträgen in Kasernen. Manchmal fühlte ich mich dabei ein wenig wie im Zirkus der 20er-Jahre, wo die Versehrten vorgeführt wurden. Aber es war wichtig. Wichtig, um zu zeigen, dass sich etwas verändert hat. Dass auch die Bundeswehr, über die früher viel geschimpft wurde, Verantwortung übernimmt. Dass wir zeigen: Wir tun etwas.

Es wäre naiv zu glauben, dass sich damit alles gewandelt und ein tradierter Männerhaufen plötzlich flächendeckend eine Sensibilität für psychische Erkrankungen entwickelt hätte. Ins Gesicht sagte man mir nie etwas, aber natürlich wurde hinter dem Rücken geredet. Es gab auch Stimmen, die suggerierten, psychische Erkrankungen ließen sich instrumentalisieren. Dass man nur »krank genug« sein müsse, um Vergünstigungen zu erhalten. Fairerweise gehört dazu auch, dass im Kontext von PTBS und späteren Wiedereinstellungen schwarze Schafe das System tatsächlich ausgenutzt haben. Das zu verschweigen, wäre unehrlich.

Dieses Misstrauen entsteht deshalb so leicht, weil psychische Erkrankungen nicht sichtbar sind. Es gibt keinen Biomarker dafür. Man kann Menschen nur vor den Kopf schauen. Was darunter liegt, bleibt dem Gegenüber verborgen. Eine kaputte Seele zeigt sich eben nicht so eindeutig wie ein gebrochener Knochen. Sie wird oft erst wahrgenommen, wenn sich ihre Symptome lautstark äußern. Ich habe nie »krankgemacht«. Ich war krank. Das ist ein Unterschied. Und den habe ich sehr deutlich gespürt. Natürlich landete ich dann in Schubladen. »Der Soldat mit dem Knacks.« Aber ich habe mich nicht versteckt. Zum einen, weil ich es für wichtig hielt.

Zum anderen, weil ich mir das als Stabsoffizier auch leisten konnte. Als Oberstleutnant kommt nicht mehr viel über mir. Mit mir wird anders umgegangen. So tragisch das ist. Gerade deshalb war es wichtig, diese vielleicht schwierigste Führungsaufgabe als Offizier zu übernehmen. Mein Dienstgrad schützte mich. Er gab mir den Raum, offen zu sprechen und mich vor jene zu stellen, auf denen immer noch Stigmata lasten. Mein öffentliches Sprechen schützte andere, die dadurch Sichtbarkeit erlangten, als ihnen selbst Kraft und Stimme fehlten. Wenn ich damit nur fünf Menschen geholfen habe, dann hat es sich gelohnt.

Insgesamt war ich nach der Akutphase noch knapp zwei Jahre in ambulanter Therapie. Es gibt bis heute eine mehr oder weniger engmaschige Nachbetreuung. Zwei Mal im Jahr Termine in der Ambulanz, weniger Kontrolle als Austausch, eher ein Gespräch auf der Couch. Und vor allem weiß ich mittlerweile ganz sicher, wo ich mich hinwenden kann, wenn ich Hilfe brauche.

Die Therapie war zwar ein wichtiger Pfad auf meinem Weg, aber nicht das Ende der Reise. Das Leben ging weiter. Der Alltag kam zurück, mit all seinen Anforderungen und Routinen. Ich fand zwar langsam zu mehr Ausgeglichenheit und Balance zurück. Doch mein Körper erzählte noch eine andere Geschichte. Jeder Blick in den Spiegel erinnerte mich daran, wie viel Kampf hinter mir lag. Etwas hatte sich in mein Gesicht gegraben und ich begann mich zu fragen, wie man nach vorne blicken soll, wenn einen das eigene Spiegelbild täglich an das Vergangene bindet. Zur Wahrheit gehört auch, dass die Seele sich in den Körper brennt. Meine Heilung hatte begonnen, doch ich trug Spuren davon. Man sah mir die Traurigkeit der Jahre an. Und je stabiler ich innerlich wurde, desto deutlicher spürte ich, dass sich auch äußerlich etwas verändern durfte. Die Jahre zuvor hatte ich gebraucht, um zu überleben. Jetzt ging es darum, wieder zu erleben.

Ich wagte den bewussten Blick auf das, was mich ausmacht, und auf das, was ich nicht länger als Ausdruck meiner Erschöpfung mit mir tragen wollte. Diese Entscheidung fiel mir nicht leicht. Sie hat

Überwindung gekostet, auch weil meine Vorstellung von ästhetischer Medizin nicht aus eigenen Erfahrungen kam, sondern aus Erzählungen. Vor meinem inneren Auge sah ich unbewegte Gesichter, oft von prominenten Frauen fortgeschrittenen Alters, verzerrt durch die mediale Darstellung. Rückblickend weiß ich, wie unfair und wie ungesund dieses Bild war. Ich hatte lange nicht verstanden, dass ästhetische Medizin mehr sein kann als das, was in den Medien gezeigt und so gern überzeichnet wird. Richtig angewandt ist sie nicht oberflächlich, sondern kann genauso medizinisch sein wie ein Gips am Unterschenkel. Und trotzdem spüre ich diese Grenze. Zwischen alltäglicher Selbstfürsorge und einem tatsächlichen Eingriff. Die ästhetische Medizin war für mich kein Mittel der Verkleidung, sondern ein Raum der Auseinandersetzung.

So, wie ich mich innerlich längst fühlte, wollte ich wieder gesehen werden. Daraus machte ich kein Geheimnis. Unangenehm wurde es in dem Moment, in dem andere anfingen, ihre eigenen Vorstellungen davon, was »gut aussieht«, auf mich zu projizieren. Mein Gesicht, das ich gerade erst für mich gewonnen hatte, wurde plötzlich an fremden Maßstäben gemessen und mir dadurch wieder genommen. Die Leute fühlten sich ermutigt, zu kommentieren, was man »besser« hätte machen können, sogar über Dinge, die für mich selbst nie ein Problem gewesen waren.

Das empfand ich deswegen als so unglaublich übergriffig, weil völlig verkannt wurde, worum es mir eigentlich ging. Meine Entscheidung war keine Einladung zur Bewertung, sondern ein Akt der Selbstbestimmung. Vielleicht ist genau das der Punkt, an dem wir insgesamt umdenken müssen. Wir müssen weg vom bloßen Funktionieren, hin zu einem ernsthaften Respekt für die Bedürfnisse des Einzelnen.

Gerade jetzt, da wieder mehr junge Menschen ihren Wehrdienst antreten, wird sichtbar, wie sehr die Generationen aufeinandertreffen. Viele der Älteren haben die Bundeswehr als einen Ort kennengelernt, der Härte verlangt, Anpassung voraussetzt und wenig Raum für persönliche Grenzen lässt. Die Jüngeren kommen nun mit anderen Erfahrungen und einem anderen Verständnis von Fürsorge und Verantwortung sich selbst gegenüber in das System Bundeswehr. Und wie jedes System ist auch sie über Jahrzehnte darauf ausgelegt gewesen, dass Menschen funktionieren.

Soldaten passen sich an. Sie halten aus und machen weiter, wenn eigentlich die Kraft zum Stehen fehlt. Für Individualität und Verletzlichkeit gab es in der Vergangenheit viel zu wenig Raum. So war die Struktur. Dafür habe ich meine Gesundheit riskiert, aber auch gelernt, genauer hinzusehen. Ich weiß heute, wie schwer es ist, um Hilfe zu bitten. Besonders in einem System, in dem Karriere und Beurteilungen allgegenwärtig sind. Viele zahlen Therapien aus eigener Tasche, aus Angst vor einem Eintrag in ihre Gesundheitsakte. Die Sorge ist fast immer dieselbe: Wenn ich mir Hilfe erlaube, war es das mit meiner Karriere. Diese Angst ist real und sie ist Teil des Problems.

Der Weg aus ihr heraus beginnt damit, sich überhaupt einmal einzugestehen, dass man Unterstützung braucht. Das widersprach allem, was ich in meiner soldatischen Prägung gelernt hatte, und zehrte deshalb an mir. Mut bedeutete für mich lange Zeit Mut im Angesicht des Feindes. Nie hätte ich gedacht, dass der eigentliche Gegner einmal in meinem Kopf sitzen würde. Der Weg aus der Angst ist einer der schwierigsten Wege, die man gehen kann. Ausgerechnet darin liegt für Führungskräfte eine besondere Stärke: Wer die eigenen Grenzen kennt, erkennt auch die der anderen schneller. Es braucht Aufmerksamkeit für den Moment, in dem ein Mensch nicht mehr kann. Das ist die eigentliche Herausforderung von guter Führung.

Das gute Fleisch

Ich bin Soldatin. In meinem jungen Erwachsenenleben bedeutete das nicht, geradlinig durch die Welt zu gehen, sondern in einem Spagat zu leben, irgendwo zwischen Bundeswehr und Berlin, zwischen Dorfgöre und Großstadtschnepfe. Ich, die Großstadtschnepfe. So wurde ich gelesen, meist hinter vorgehaltener Hand, immer dann, wenn die Heimreise anstand. Wenn ich mit anderen Gedanken und Bildern im Kopf wieder in eine Routine trat, die nur wenige Kilometer hinter der Metropolengrenze begann. Dabei merkte ich, wie ich dazwischenstand, zwischen dem, was ich aus der Großstadt mitbringe, und dem, was ich einmal war.

Ich bin in einer kleinen Gemeinde im Spreewald aufgewachsen. Na ja, nicht ganz. Um ehrlich zu sein, liegt mein Zweihundert-Seelen-Dorf fünf Kilometer hinter der Gurkengrenze. Brandenburger Sandbüchse. Sehr überschaubar, sehr familiär und mittlerweile sehr blau. Heimat ist das Dorf mit den anachronistischen Holzöfen, die im Winter feuchte Rauchschwaden über die Einfamilienhäuser pusten, und dem allgegenwärtigen Holzkohleduft im Sommer, wenn irgendwo gegrillt wird. Der schwere, erdige Geruch von Landwirtschaft, von frisch bearbeiteten Feldern, von Stall, Heu und nasser Erde. Garantiert nicht so idyllisch überzeichnet wie in der Spreewaldklinik der Öffentlich-Rechtlichen. Eher so das Ostdeutschflair von Juli Zeh. Wir Wendekinder sind der Schlag, der nirgendwo so richtig reinpassen mag. Millennials – das erscheint wie ein Modewort für die unnahbare Westlichkeit. Nicht aber für das Großwerden im 90er-Jahre-Kindergarten in Brandenburg. Hier plagte uns der DDR-geprägte Erziehungsstil von Tante Annett und Tante Bärbel. Wir wuchsen auf als Wendekinder irgendwo zwischen autoritärer Liebe und trotzigem Freiheitsdrang. Wir lebten in einem Alltag der unbeschränkten Beschränktheit.

Der Bücherbus kam einmal in der Woche. Dienstagabend. Das war keine Nebensache, sondern ein großes Ereignis. Eine Institution. Ein Fahrzeug, das Bücher brachte, aber eigentlich Möglichkeiten, in andere Welten zu reisen. Ich liebte die Sprache und vertiefte mich in die Suche nach dem perfekten Wort. Für ein paar Minuten stand der Bus da, und mit ihm die Aussicht, meinen Kopf in eine andere Dimension zu lenken. Die Bücherfrau, die uns betreute, lieh mir ihre Welt und übersetzte die Gedanken in den dicken Wälzern, die ich damals noch nicht verstand. Ihre Empfehlungen öffneten Türen, von denen ich nicht wusste, dass es sie gab. Lesen wurde früh Teil meiner Identität. Ich wollte verstehen, wie die Welt funktioniert. Oder zumindest begreifen, dass sie größer ist als das, was ich sehen konnte.

Natürlich prägt das. Literatur ist nicht neutral, schon gar nicht für junge Menschen. Sie formte meine Erwartungen an Rollen, die ich damals noch gar nicht als solche erkannte. Fantasie entsteht nicht im luftleeren Raum. Sie wächst aus dem, was man liest und aus dem, was im eigenen Leben fehlt. Und rückblickend fällt mir auf, wie wenig es gab, woran ich mich wirklich festhalten konnte. Kein Buch verschlang mich vollständig. Keine Figur hat mein Leben bedeutend verändert.

Als *Harry Potter* herauskam, hatte ich mir kurz vorher den Arm gebrochen. Richtig dumme Geschichte, als Ärztin von heute hätte ich zumindest einmal kurz geschimpft. Ich besuchte eine Freundin und wir feierten unsere kindliche Freiheit auf dem Dorf, weil die Eltern nicht vor Ort waren. Meine Mutter hatte mir noch eingeschärft, vorsichtig beim Skaten zu sein. Was Eltern eben sagen, als Kind hört man da nur mit halbem Ohr zu. Also waren wir natürlich nicht vorsichtig. Inlineskaten, Rampe runter, Mädchen wie Jungs. Ein Stück war kurz vor Ende der Rampe überwuchert, der Absprung misslang. Brutal prallte ich auf dem sandigen Boden der Realität auf. Ich wusste sofort, dass etwas nicht stimmte. Höllische

Schmerzen, aber ich sagte nichts. Schon damals war ich zu stolz, mir meine eigene Dummheit einzugestehen. Zu sehr darauf bedacht, nicht zuzugeben, dass meine Mutter recht gehabt hatte.

Fünf Tage lief ich mit diesem geschwollenen Klumpen von unbrauchbarem Arm herum. Erst bei meiner Oma, die über uns wohnte, erwähnte ich vielleicht »diskrete« Schmerzen. Voltaren drauf. Abwarten. Dorfmentalität. Wegen Armschmerzen geht man nicht zum Arzt. Vielleicht habe ich den Unfall ein wenig runtergespielt. So richtig wollte ich mir auch nicht eingestehen, dass eventuell etwas Schlimmeres passiert war. Ich bin als Kind ständig vom Apfelbaum gefallen, in Wespen getreten, barfuß durch alles Mögliche gelaufen. Es wäre undenkbar gewesen, weil etwas wehtat, aufzuhören oder Hilfe zu holen. Schmerz war nichts, was man ernst nahm, sondern Teil des Spiels. Jedenfalls konnte ich so als Rechtshänderin im Unterricht nicht mitmachen. Also saß ich draußen auf dem Schulhof und las. *Harry Potter* Band eins. Die Buchreihe wurde irgendwann ein Ritual. Immer zu Weihnachten gab's den neuen Band. Ich war verrückt nach der Fortsetzung der Geschichte. In die Charaktere geträumt habe ich mich allerdings nie.

Vor Kurzem habe ich dann die Hörbücher wieder gehört, nach einer anstrengenden Examensphase. Und plötzlich ist mir aufgefallen, womit wir 90er-Jahre-Kinder eigentlich aufgewachsen sind. Schlau sein hieß für Frauen fast immer, nerdig zu sein. Unattraktiv. Sozial unbeholfen. Hermine Granger war klug, aber sie durfte nicht schön sein. Mit ihren viel zu großen Schneidezähnen und dem Kopf zu voll mit Wissen. Buschige Haare. Angefeindet und immer ein Stück der Lächerlichkeit preisgegeben. Uncharmante Zuschreibungen für die tragische Heldin mit zu hoher Mental Load. Ich mochte sie, aber alles, was sie repräsentierte, war nichts für mein Leben. Die ewig Zweite passte nicht in mein Herz, das lieber Xena, die Kriegerprinzessin, mit Faszination aufsaugte. Diese Frau ließ mich völlig entrückt zurück. Ich war etliche Saunagänge und sexpositive Partys zu jung, um zu wissen, wie Frauenkörper aussehen können. In meiner Welt gab es sie so nicht. So stark. So wahnsinnig muskulös. Ich war immer schon verwundert, wie teigig uniform Frauen in Biologie-Lehrbüchern dargestellt wurden und wie abgemagert dürr in den Magazinen der 90er-Jahre. Muskeln waren den Männern vorbehalten. Nur nicht Xena. Die halbnackte Zerstörerin brach mir mein Frauenbild. Natürlich, vollkommen sexualisiert. Stärke muss offenbar über entblößte Körper erzählt werden.

In Büchern waren es immer wieder dieselben Frauenbilder. Zu oft Jungfrauen in Not, die sich an vollkommen irre Vampire verlieren. Oder Frauen, die für ihre Klugheit bezahlen müssen. Es fehlten die, die einfach nur ihr Ding machen. Die Rollen wurden früh verteilt in den Kinderzimmern. Barbie hier, Bob der Baumeister dort. Glitzer für die einen, Werkzeug für die anderen. Aussehen wird dem einen Geschlecht zugewiesen, Handlung dem anderen. Gefühl gegen Lösung. Mädchen gegen Jungen. Und alles wird so lange wiederholt, bis es sich wie Wahrheit anfühlt. Doch irgendwo fehlte darin etwas. Schlau und schön und stark schienen nicht zusammen vorgesehen.

Vielleicht habe ich das deshalb schon früh hinterfragt. Auch, weil das Dorf ein anderes Frauenbild kannte. Notwendigkeit war wichtiger als Ideologie. Bei der Feuerwehr bediente eine Frau die Kettensäge genauso wie ein Mann. Das hatte eher pragmatische als feministische Gründe. Aber dieser Pragmatismus formte meinen Feminismus. Rock oder Hose. Grüne Haare oder schwarz geschminkte Augen in der Gothic-Phase. Auf dem Dorf war das teilweise normaler als anderswo. Unser Spleen war Subkultur. Zwischen den Skatern, den Punks, Garagenrockern und Ökos, den Kafka-Philosophen und Astronomie-Nerds stand eins aber immer fest: Niemand mochte Faschos. Alles, was diese Liberalität bedrohte, war unser kollektiver Feind. Dagegen stand man gemeinsam. Uns war immer klar, dass wir diese Reibung suchen mussten, wenn wir uns erhalten wollten.

Der Bücherbus gab mir keine Antworten. Aber er hat mir beigebracht, Fragen zu stellen. Was man daraus macht, zeigt sich nicht in Büchern, sondern im Alltag. In den Momenten, in denen entschieden wird, ob man etwas aushalten muss oder ob Hilfe wirklich nötig ist. An der Frage, wann man Verantwortung bei sich behält und wann man sie abgibt.

Auf dem Dorf ging ich nur dann zum Arzt oder rief den Notruf, wenn es wirklich, wirklich schlimm war. So dorfschlimm. Nicht bei Unbehagen oder Unsicherheit. Die Sirene hatte immer Bedeutung. Sie war kein Hintergrundgeräusch, sondern das Signal für die bedrohte Heimat: Jetzt ist jemand in Gefahr. Im Dorf kannte man die Sanitäter – und die, zu denen sie fuhren. Jeder kannte jeden. Notfall war nie anonym. Er traf Menschen, die zum eigenen Leben gehörten: Nachbarn, Freunde, Familienmitglieder. Man litt mit. Und man half mit, wo es ging. Engagement war selbstverständlich, oft bis an die Grenze der Selbstaufgabe, ohne dass jemand es so genannt hätte.

Feuerwehr, Rettungsdienst oder Polizei gehörten dazu. Die Ordnungshüter waren keine ferne Autorität, sondern Teil des sozialen Gefüges. Sie kümmerten sich um Graffiti-Schmierereien, nahmen den Fahrradführerschein ab und schimpften über zu schnelle Motorradfahrer auf der Landstraße Richtung Kreisstadt. Wenn man Mist gebaut hatte, gab es keine Anzeige. Stattdessen brachte dich ein Polizist nach Hause und sprach mit deinen Eltern. Oder noch schlimmer: mit der Oma. Omas sind etwas Heiliges, und wenn sie schimpften, war das schlimmer als der Verlust der heimlichen Auffrischung des Taschengeldes durch ihren Handschlag. Diese ominöse »Komm ich steck dir was in die hohle Hand«-Geste.

So sah das Großwerden in den 90er-Jahren nach der Wende aus, in Brandenburg, in einem Dorf, das überschaubar war und genau deshalb verbindlich. Man orientierte sich an den Menschen um sich herum, weil es keine anderen Vorbilder gab. Außer vielleicht Hermine als Anti-Version meines Mädchenbildes. Man schützte, was man kannte, und man hielt die Regeln des Dorfes aus, weil Rebellion gegen die ungeschriebenen Gesetze der Zugehörigkeit allenfalls durch neue Haarfarben ausgedrückt wurde. Aber nicht durch die Aufgabe von Verantwortung.

Heute ist das anders. Menschen kommen wegen eines Wespenstichs oder Muskelkaters in die Notaufnahme, wegen Herzinfarkt oder Sprechdyspnoe. Der Grund der Vorstellung ist für mich vollkommen ohne Wertung. Leid und empfundene Hilflosigkeit werden nicht klassifiziert. Ich stolpere aber über etwas, das ich in meinem Dorf nicht hatte. Etwas Subtiles schwingt im Grund der Vorstellung. Der geheime Algorithmus des Zusammenlebens führt uns immer wieder mit den gleichen Menschen zusammen. Die Stadt ist voll mit bubbeligen Blasen, wie ein riesiges Schaumbad. Doch sie platzen nicht. Wir gehen parallel entlang der Straße, sitzen in den Öffis nebeneinander, riechen dieselbe Dönerbrise und haben doch so wenig gemeinsam mit dem Leben der anderen.

Dorf funktioniert so nicht. Der Kosmos auf dem Land ist so klein, dass sich Lebenswege zwangsläufig irgendwann überschneiden. In gewisser Weise damit auch Wissen und soziale Fürsorge. Die verlierst du in einer Stadt, wenn du keinen Einstieg in eine der geheimen Gesellschaften hast, deren Codes du nicht entziffern kannst. Manchmal kommt es mir so vor, als sei die Notaufnahme das ehrliche Nadelöhr der Stadt. Sammelpunkt der Bedürftigen. Oft auch nur der Unwissenden. Die Notaufnahme ist immer offen, immer erreichbar. Sie hat ein Ohr, viel zu oft ein schroffes Wort, manchmal hat sie das Ende und selten etwas Angenehmes. In ihr wird Verantwortung abgegeben. Jemand anderes soll sich kümmern. Alles ist verfügbar. Im Moment zählt nur das eigene Empfinden. Wir sind Beratende, die Schmerzen nehmen oder zufügen. Die, die manchmal auch einfach nur das Leben erklären. Eine Badewanne für das Schaumbad der geplatzten Träume.

Jetzt, erst Jahrzehnte später, sehe ich die Mauern im Kopf. Natürlich musste es so kommen. Kein Fernglas hätte den eigentlichen Horizont überhaupt erkennen können. Das mit der Medizin war, wie man so sagt, eigentlich schon ziemlich lange klar. Nun ja. Was soll man auch als Kind vom Dorf mit Grips im Hirn machen? Mit Ärztin konnte ich etwas anfangen. Die kennt man. Was ich nicht kannte, waren Optionen. Klar, öffentliche Verwaltung. Beamtentum. Solide Dinge. So macht man das bei uns. Keine proklamierte Millennial-Romantik mit Gap Year oder Auszeit nach dem Abi. Davon gab's nicht einmal eine Vorstellung. Wir waren Wendekinder. Eine Chance. Kein doppeltes Netz. Entweder Arsch an die Wand oder versagen. Und Versagen war keine Option. Unsere Eltern hatten genug damit zu tun, selbst zu überleben. Nach der Wende klarzukommen, in einer Welt, in der ganze Historien einfach verschwunden waren. Da blieb kein Platz für Experimente der nächsten Generation. Scheitern war Luxus. Gründung ist etwas Abstraktes. »Start-up« ein Wort, dessen Bedeutung ich nicht einmal kannte. Also machte man das, was machbar schien. Erfolg war kein Bonus, sondern Voraussetzung. Wir sind die, die zu besonderen Anlässen Rotkäppchen mitbringen. Wir sind die, die »ölf« statt »elf« sagen. Wir sind die, die schon früh wussten, dass Faschos scheiße sind, weil wir im Osten gesehen haben, was brauner Mist mit Innenstädten macht.

Wendekinder haben dieses komische Gefühl im Herzen, wenn sie an den Häusern mit grauem Spritzbeton vorbeifahren. Grau in Grau. Über die Jahre teils schrecklich schrill überpinselt. Die Tristesse der Schlauchdörfer maskiert sich nicht. Haus an Haus die Dorfstraße entlang. Ortseingang, ein Kilometer, Ortsausgang, zehn Kilometer nichts. Wir kamen so weit, wie man uns gehen ließ. Und manchmal lag die Grenze nicht dort, wo sie uns vor die Füße gesetzt wurde. Die Welt, in der unsere Eltern groß geworden waren, existierte nicht mehr. Lebensläufe waren nicht mehr greifbar und Biografien kein Anhalt mehr fürs eigene Leben. Wir gingen Wege neu und stolperten in bereits etablierte Netzwerke. Dem Nächsten zur Wehr – wem auch immer zur Ehr'.

Auf dem Dorf gibt es diese unausgesprochene Regel: Irgendwann engagierst du dich. Ob im Fußballverein, Dorfclub oder der Freiwilligen Feuerwehr. Soziales Engagement gehört dazu. Es ist eine der wenigen Möglichkeiten, überhaupt rauszukommen. Ich war schon immer fasziniert von Leistung. Ich liebte das Zuschauen bei den jährlichen Wettkämpfen im Feuerwehrsport. Diese Zeit, irgendwann zwischen Sommer und Hochsommer, schmeckte nach Buletten und Schlammbowle. Das ganze Dorf war auf den Beinen. Es lag diese Aufregung in der Luft, die sich wie die kondensierte Hitze auf den Sandböden der Kiefernwälder anfühlte. Die Geräuschkulisse veränderte sich. In einem Ort ohne Kirche waren die Taktgeber andere. Dienstagabend Fleischerwagen. Samstagmittag Dorfsirene. Sonntag nichts. Sei still mein Kind, das Dorf lauscht mit. Sonntag gehört dem Braten. Ölf Uhr. Immer. Nur nicht für mich. Ich war die mit der Extrawurst. Reformhausware. Fleisch zwischen den Zähnen fand ich schon immer eklig. Das tropfende Fett im Mundwinkel der Männer am Rost. Immer dann gesehen, wenn das Dorf schwirrt zwischen Sommer und Hochsommer. Merken die das nicht? Die Sehne in der Zahnspalte, der Knorpel ganz hinten im Rachen? Oder ist das der Weg zum Sieg? Ich liebte als Kind diese unglaublich schnellen Beine. Mich zog das Tempo an, ich war fasziniert von der Konzentration und dem Ehrgeiz der Männer vom Rost. »Ein Strich – kein Strich« war die Uniform der Übenden. Nomex die der Gewinner. Und unser Dorf gewann. Ein Wanderpokal und die Ehre des Dorfclubs waren Lohn für die Wochen Training am Dorfgraben unter der großen Eiche am Ende vom Feld.

Wir sieben Kinder, Jahrgang 90, Klasse A in der Gemeindegrundschule, wuchsen auf zwischen Strahlrohr und Dorffesten, die später in der Offizierschule niemand verstand. Dass ich Soldatin wurde, war eigentlich die logische Konsequenz daraus, den Takt des Dorfes fortführen zu wollen. Die Gemeinschaft der Jugendfeuerwehr tauschte ich gegen die Kameradschaft der Flecktarnträger. Zukunft war eine Dimension, die ich anders träumen durfte als meine Eltern. Für mich als Wendekind repräsentierte die Bundeswehr ein gedecktes Tablett an Möglichkeiten, die mir das Dorf gar nicht hätte bieten können. Medizin kam für mich nur am scharfen Ende infrage. Ich habe nie darüber nachgedacht, einfach nur Hausärztin zu sein. Das Mittelmaß fand ich nie interessant. Die Notfallmedizin löste ein unbestimmtes Kribbeln in mir aus. Vielleicht auch, weil es immer darum ging, etwas zu bewahren, das sich wie Heimat anfühlte.

Wenn man auf dem Dorf Sirenen hört, ist fast garantiert jemand betroffen, den man kennt. Familie, Freunde, Nachbarn. Es gibt keine Gedankenlosigkeit hinter einem Notfall. Man kennt die Menschen hinter dem Blaulicht und die, die gerade auf Hilfe hoffen. Sie schützen deine Heimat. Daraus entwickelte sich in mir dieses Bedürfnis, Teil davon zu werden und zumindest mit dem eigenen Können die Vorstellung von »Zuhause« zu verteidigen. Das hatte für mich immer auch etwas Körperliches. Anstrengung gehörte dazu. Mühe war der Preis für die Hoffnung, dass das Schlimmste gut ausgeht. Jeder Dorfi kennt die Namen hinter den Kreuzen am Straßenrand. Also hängt man sich rein, gibt Kraft und hält durch, um die Vorstellung von dieser Heimat zu schützen. So funktioniert ein Dorf. Alle machen mit.

Es prägt sich ein Denken ein, das auf Leistung nach außen ausgerichtet ist und eine ganze Dorfgemeinschaft in ständiges Tun versetzt. Fortschritt misst sich in Wiederholungen und in der Steigerung von mehr. Systeme wie die Bundeswehr profitieren von den immer Tüchtigen. »Ich will« ist die Genetik der Wendekinder. Leistung wird zur Messlatte für Wert und lässt die Räder fein weiterlaufen durch diejenigen, die sich verpflichten.

Ganz plakativ gefragt: Wer entscheidet sich denn, zur Bundeswehr zu gehen? Warum investiere ich mein Kapital in ein System, das sich schmückt, dafür da zu sein, damit andere dagegen sein können? Wer sind denn die anderen? Die, die früh genug smart genug waren, zu gründen, international zu werden, die den Mut zur Eigenständigkeit besaßen? Oder verhandeln wir hier Chancen, weil 20 Jahre Commitment zum System Militär der Deal dafür sind, im Dorf fünf Kilometer hinter der Gurkengrenze aufgewachsen zu sein?

Das System lebt von der Illusion der Mühe. Mehr Mühe bringt mehr Sicherheit, mehr Gesellschaft, in der du sein darfst, wie du willst. »Dafür. Diene. Ich.« – sagt dir zumindest das Werbeplakat am Alexanderplatz, weil händeringend um Freiwillige für den Wehrdienst geworben wird. Deine Kraft fürs Vaterland.

Damals, vor fast 20 Jahren, als die Bundeswehr als Arbeitgeberin in mein Bewusstsein trat, gab es den Großen Vaterländischen Krieg nur als Gedenksäule in der Dorfstraße, neben den Häuserreihen aus grauem Spritzbeton. Unser kollektives Bewusstsein belasteten der 11. September, Afghanistan und die *Bild*-Zeitung, die uns Angst vor Vollverschleierung und grüner Politik eintrichtern wollte. Die Risiken fürs Vaterland wirkten abschätzbar.

»Ich will« war die logische Konsequenz davon, das Kribbeln eines Kindes vom Dorf in einen Beruf zu übersetzen. In der Notfallmedizin sah ich mich. Richtige Medizin für richtige Menschen im richtigen Leben. Ich bereitete mich auf das vor, was kommen sollte. Sehr früh fing ich mit Krankenhauspraktika an. Dabei zeigte sich meine Neugier für das Menschliche. Ich wollte verstehen, nicht nur wie ein Krankenhaus funktioniert, sondern vor allem, wie Medizin sich anfühlt, statt nur, wie sie klingt, wenn der Notfall auf die Straße kommt. Und ich habe sie gefühlt. Aus heutiger Perspektive vollkommen utopisch, nahm mich – noch in den letzten Zügen als Schülerin – ein Professor für rekonstruktive Chirurgie für eine Woche mit in seinen Arbeitsalltag. Ich war überall dabei. Im Operationssaal, in der Sprechstunde und mit auf den Konsilen in anderen Kliniken. Der Militärchirurg öffnete mir so selbstverständlich seine Tür, dass mir die Bedeutung seiner Geste erst mit den Jahren im System Krankenhaus bewusst geworden ist. Denn in diesem Versorgungsmonster gibt es von einem immer zu wenig: Zeit.

Es war faszinierend. Ich sah zum ersten Mal ein Unfallopfer nach einem Suizidversuch vor einer U-Bahn. Eine Hand, an der alles außer dem kleinen und dem Ringfinger fehlte. Gewebe, das durch die narbigen Verziehungen sonderbar maskenhaft wirkte. Ich hatte nicht die leiseste Vorstellung, wie Körper aussehen können. Das Krankenhaus erschien mir als eine gewaltige Ansammlung von Kuriositäten. Mein »Normal« von heute war mein »Krass« von gestern.

Auch habe ich dort zum ersten Mal Menschen aus anderen Kulturkreisen bewusst wahrgenommen. Muslimische Patientinnen. Pflegekräfte mit gänzlich anderen Biografien, als sie nicht einmal

100 Kilometer entfernt in meiner Heimat als normal galten. Ich habe gesehen, wozu Medizin fähig ist. Wie sehr sie Leben verändern kann. Nicht nur körperlich, sondern auch in Sachen Würde und Selbstwahrnehmung. Medizin ermöglicht Integration. Vor einer Ärztin sind sie alle nackt – die Verschleierten ebenso wie die mit grünen Haaren. Hier werden Entscheidungen nicht bewertet. Auch bei der Suizidpatientin. Es geht darum, Menschen neue Möglichkeiten zu geben, selbst dann, wenn alles verloren scheint.

Diese Zeit hat mich extrem geprägt und daher ganz sicher auch dazu beigetragen, dass ich Notfallmedizinerin geworden bin. Das frühe Hineinschauen in die Leben der anderen hat mich motiviert, diese Intimität besonders zu schützen. Insbesondere, wenn es darauf ankommt. Für mich war es völlig unverständlich, dass manche Ärzte keine Notfälle behandeln. Um ehrlich zu sein, hatte ich bis dahin auf dem Dorf kaum Kontakt zur Medizin gehabt. Hausarzt, weil man eben muss, wenn die Rotze selbst für die Schule zu rotzig läuft. Aber im Dorf gibt es keine Spitzenmedizin, keine Supramaximalversorger. Wir hatten zu der Zeit in Brandenburg nicht einmal eine medizinische Universität. Aber Blaulicht. Das kannte ich. Das verstehe ich.

Damals dachte ich, »Ich will« bedeute, mit Leistung mehr zu bekommen. Eine Stunde Arbeit für eine Stunde mehr Erfolg. Ein Versprechen, das überschaubar klang. Verlässlich. Wenn ich mich anstrenge, wenn ich mich engagiere, wenn ich für meine Menschen da bin, dann werden die Dinge schon gut werden.

Mein Horizont reichte nicht weiter als bis zu dieser Logik. Mir war nicht klar, wie abhängig der Erfolg von Faktoren ist, die sich nicht kontrollieren lassen. Herkunft. Geschlecht. Biografie. Ich war eine Frau aus dem Osten. Dass allein das am Ende reichen kann, um zu den Erfolglosen zu gehören, wusste ich nicht. Ich bin so groß geworden, dass man nichts beginnt, ohne sich sicher zu sein, dass man das wirklich will.

Egal ob bei der Jugendfeuerwehr oder später mit 16 als Rettungsschwimmerin – jeder Einsatz bedeutete, Grenzen zu kennen. Ob es die eigenen waren oder die der anderen. Es bestand immer ein gewisser Leistungsdruck. Dinge mussten gelingen, denn dort, wo ich groß geworden bin, gab es nicht so viele Chancen und Möglichkeiten. Die, die einem angeboten wurden, musste man nutzen. So etwas, wie meine Freunde jetzt in Berlin machen, ins Gründertum gehen, sich ausprobieren, hier mal reinschmecken, dort mal reinschmecken, war weit von meinem Leben entfernt. Die Option, täglich in Google eine Frage einzugeben und sich die Facetten der Möglichkeiten in einem All-you-can-eat-Buffet mit Endlos-Scrollen anbieten zu lassen, existierte in meiner analogen Jugend nicht.

Daher war für mich ganz klar, bevor ich mich bei der Bundeswehr bewerbe, muss ich mir sicher sein, was auf mich zukommt. Ich konnte nur vage erahnen, was 20 Jahre Verpflichtungszeit bedeuten. So viel hatte ich zum Zeitpunkt meiner Bewerbung noch nicht einmal auf der Lebensuhr. Die Zeit schien mir utopisch lang. Wer glaubt ernsthaft, dass Jugendliche solche Skalen überblicken können? Ich machte Praktika und schaute mir das System von der schönen Seite der Besucherzentren und Hospitationen an. Schon damals brauchte die Bundeswehr Personal. Die Marine lud beispielsweise zu Veranstaltungen ein, bei denen man »Überleben auf See« spielte und beim »Klönen« Gleichgesinnte kennenlernte. Aufregung und die Spur von Abenteuer. Alles ein wenig körperlich und mit dem Vorgeschmack auf diese Kameradschaft, die ich zum ersten Mal erst richtig in Afghanistan begriff.

Andere Soldatinnen, die mit mir an der Offizierschule anfingen, gingen ganz anders an die Sache heran. Sie erschienen einfach am ersten Tag in Fürstenfeldbruck, ohne auch nur einen Hauch von Ahnung zu haben, was Bundeswehr bedeutet. Sie trugen die Uniform, als wäre sie ein neues Kleidungsstück und nicht ein Zeichen von Verantwortung. Aber die meisten von ihnen blieben nicht lange. Wir hatten schon in den ersten Jahren hohe Abbrecherquoten. Entweder, weil die Anforderungen im Studium sie kickten oder die Bundeswehr sie nicht mehr im System behalten wollte.

Für mich war diese Zeit auch ein kleiner Kulturschock. Zum ersten Mal hatte ich richtig Kontakt zu »Westdeutschen«. Es war spannend, so als würde man eine andere Spezies Mensch kennenlernen. Speziell das Frauenbild im Westen überraschte und verwirrte mich. Ich trug kurze Haare, sie trugen Parfum. Für uns vom Dorf war das fremd, fast nebensächlich. Deine äußere Erscheinung ordnet dich einer Subkultur zu, dafür brauchst du sie nicht zu dekorieren. Hier hat sich wahrscheinlich mein Bild von Ästhetik zum ersten Mal bewusst gewandelt. Anderen Ostfrauen ging es ähnlich wie mir. Wir waren anders aufgewachsen, hatten andere Zugänge und Erfahrungen. Das Münchener Stadtleben überforderte mich. Allein die Vorbereitung auf das Leben nach dem Feierabend glich einer eigenen Zelebration. Hier ein wenig Gepinsel, dort ein wenig Gepushe. Gezupft und zurechtgerückt. Das hatte ziemlich wenig mit den Garagenpartys und »Nature-Touren« an der Spree gemein.

Der Zugang zum Leben, zu Möglichkeiten, zu den Erfahrungen war ein anderer. Ich bin ein Zwillingskind und ehrlicherweise bewundere ich meine Eltern dafür, wie sie uns zwei Wänster unmittelbar nach der Wende großgezogen haben. Ich war nie Skifahren. Meine Eltern mussten in den 90er-Jahren erst einmal neue Berufe lernen und sich ein neues Leben aufbauen. Dafür ging die Kraft drauf, nicht für Fernreisen oder teure Urlaube. Wir machten Urlaub in Mitteldeutschland. Das erste Mal Bayern war für mich ein Ereignis. Aber über die Alpen ging es nicht.

Wenn man als Kind bestimmte Dinge nicht erlebt, fehlen sie später ganz selbstverständlich im eigenen Weltbild. Wintersport, gewisse Speisen oder Kulturen gab es für uns schlichtweg nicht. Bei der Vereidigung fielen mir diese unterschiedlichen Hintergründe zum ersten Mal wirklich auf. Die Eltern vieler Westdeutscher waren auffallend alt. Meine Eltern bekamen uns mit 24, im Osten ganz normal. Bei der Vereidigung standen plötzlich Siebzigjährige und sahen ihren Kindern zu. Und wir auf dem Platz, in Uniform. Sie machte uns gleich. Sie überdeckte Herkunft, Unterschiede und Biografien.

Dieser erste Tag in der Offizierschule öffnete mir die Augen. Wer weiß, ob ich ohne die Bundeswehr nicht in Brandenburg geblieben wäre. Vielleicht hätte ich mir ein Leben im Spreewald aufgebaut, so wie viele andere auch. Möglich gewesen wäre das. Mein Leben, wie ich es heute führe, braucht andere Strukturen. Das macht das Dorf nicht falsch oder zu klein. Aber meine Fachlichkeit, meine Art des Unternehmertums oder allein die Praxistätigkeit haben keinen Nährboden in der Brandenburger Sandbüchse. Der Spreewald ist meine Herkunft. Doch mein Leben findet inzwischen woanders statt. Heimat hat sich zu einem Gefühl entwickelt, das nicht mehr an ein Haus gebunden ist. Mit der Bundeswehr verschob sich diese Heimeligkeit in Abende mit Freunden und denen, die dir als Freunde befohlen wurden. Die Zeit an der Spree wich zunächst der ständigen Müdigkeit in der Grundausbildung und später der heimlichen Zigarette auf dem Balkon in Jena-Lobeda, zwischen ewig währenden Lernabenden als Studentin. Da standen wir und rochen den Herbst. Unweigerlich trug der Duft der verwelkten Blätter etwas von Neuanfang in sich. Ein neues Semester. Ein Stück von einem neuen Leben.

Ich habe mich fachlich entwickelt, aber auch persönlich. Jede Station, jede Aufgabe wirkte sich auf meine Bedürfnisse und mein Umfeld aus. Ich habe gemerkt, dass ich mit dieser Entwicklung nicht mehr wirklich zurückkann. Das neue Leben tickt nicht mehr im Takt des Dorfes. »Ölf« verschwand aus meinem Sprachgebrauch und mit den Jahren änderte sich das Flair meiner Worte.

Sprache ist für mich kein neutrales Werkzeug. Ich habe früh verstanden, dass Worte lenken, ordnen und Macht ausüben können. Dass sie Wirklichkeit nicht nur abbilden, sondern formen. Diese Sensibilität entstand schon in meiner Kindheit. Einer der ersten Momente, in denen mir die Wirkung von Sprache radikal bewusst wurde, war die Begegnung mit dem Wort »Schamhaar« im Zusammenhang mit der Shoah. Ich las das in irgendeinem Geschichtsbuch, viel zu jung, als darin die grauenvolle Behandlung der Opfer in jedem Detail beschrieben wurde. Aber dieses Wort stach heraus.

Es wirkte vollkommen unstimmig. Warum wird ein Körperbereich sprachlich mit Scham belegt? Warum wird etwas Natürliches beschämt? Sprache instrumentalisiert und diffamiert Menschen, entmenschlicht Körper und spaltet Gesellschaften. Das Unfassbare wird aussprechbar. So konnte die Gewalt damals vom Flugblatt in die Mitte der Gemeinschaft einziehen. Das war die eklige Realität, verpackt in der Geschichte und – anscheinend – weit von uns entfernt. Ich wollte den Bildern nicht glauben. Wer verbrennt schon Bücher? Wer beschönigt Gewalt mit Worten wie »Reichskristallnacht«? Das war die Zeit, in der wir als Jugendliche Gedenkstätten besuchten und uns damit auseinandersetzten, was passiert, wenn die Mächtigen eine ganze Gesellschaft gegen verhasste Minderheiten aufhetzen, sie stigmatisieren und mit den schlimmsten Attributen brandmarken.

Das, was wir für historisch hielten, zeigt sich heute wieder als Möglichkeit. Wer spricht, wirkt. Immer. Wir leben erneut in einer Zeit, in der nicht die Klügsten die meisten Worte sprechen. Die schreienden Populisten gewinnen die Köpfe und beginnen wieder, Menschen zu uniformieren. Jetzt sind es die Ausländer, die Feministinnen, die linksgrün Versifften, denen man die Montur der Unerwünschten überwirft. Die Schlacht um Sprache und Deutungshoheit, die Menschen gegeneinander aufwiegelt und die Gesellschaft spalten will, wird erneut öffentlich ausgetragen. Gerade ist kein guter Moment, um unpolitisch zu sein. Der Raum darf nicht den Schreienden gehören. Uniformiert euch, bevor es andere für euch tun. Zieht euch die Schutzweste der Liberalität an und tretet dafür ein, dass diese Gesellschaft bleiben darf, wie wir in ihr aufgewachsen sind. Freiheitlich. Darauf habe ich einmal geschworen.

Meine Uniform hat sich in den letzten Jahrzehnten mehrfach verändert. Grüner Flecktarn. Flecktarn in Sandfarben. Feuerwehr. Wasserwacht. Uniform der linksgrün versifften Micropony-Trägerinnen. Ein wenig lebe ich zwischen den Bildern, die man mir zuschreibt. Ich dachte lange, ich sei aufgeklärt genug, um zumindest meine Mitbürgerinnen nicht in solche Kategorien zu pressen. So ist das mit der Naivität der Jugend. Ich habe mir zu schnell die weiße Weste übergezogen.

Allein die Art und Weise, wie ich an der Universität ausgebildet worden bin, hat aus mir eine Ärztin gemacht, die bestimmte Dinge nicht sehen konnte. Erst im Austausch mit Kolleginnen wurde mir klar, wie diskriminierend man uns unterrichtet hatte. Nicht aus böser Absicht. Das war schlicht der Ton und die Unwissenheit der damaligen Zeit. In meinen Anatomielehrbüchern gab es keine Klitoris. Wir lernten nicht, was es bedeutet, Krankheiten auf unterschiedlichen Hautfarben zu erkennen. Wir studierten Pathologien, hinterfragten dabei aber kaum, an wem wir die Behandlungen überhaupt durchführten. Uns war nicht bewusst, dass Studien Frauen systematisch nicht betrachteten und wir mit unserer Medizin allein durch die Art der Lehre und Forschung Unterversorgung förderten. Und so trug auch ich eine Uniform, die ich mir nie bewusst angezogen hatte.

Druckschmerz

Gehst du hinter mir,
kann ich dich nicht führen.

Gehst du vor mir,
kann ich dir nicht folgen.

Gehe einfach neben mir
und sei mein Bruder.

Kakofonie der Herrschenden

Der Schritt in die ästhetische Medizin war bei Weitem nicht geplant. Während meiner postuniversitären militärischen Ausbildung in München nahm mich eine Freundin zu einem Kurs mit. Ich war frischgebackene Ärztin und scharf darauf, endlich die Dinge zu lernen, mit denen ich tatsächlich an Patientinnen arbeiten konnte. Das Studium hatte sich nicht wirklich nach Befähigung angefühlt. Ein Kopf voller Theorie ersetzt keine praktische Erfahrung und so war ich – trotz aller Skepsis gegenüber der Option – durchaus angetan.

Für mich existierte die ästhetische Medizin zu diesem Zeitpunkt gar nicht. Wie so viele Bereiche wurde auch der plastisch-rekonstruktive Zweig unseres Fachs im Lehrplan der Universitäten kaum abgebildet. Ebenso lernte ich weder etwas über Schwangerschaftsabbrüche noch über die Prävention von Wohlstandserkrankungen oder Sportmedizin. Ärztinnen arbeiten wohl nicht umsonst im »Kranken«-Haus. Von Gesundheit verstehen sie erstaunlich wenig.

Jedenfalls hatte ich zum ersten Mal so richtig das Gefühl, mit einem Fokus auf gesunden Patientinnen zu arbeiten. Wobei »Patientinnen« wahrscheinlich schon das falsche Wort ist, weil – nun ja – die Menschen rein somatisch nichts haben. Im Studium ging es fast ausschließlich um Pathologie. Nie aber darum, wie Medizin Menschen mitten in ihrem Leben abholen und sie begleiten kann. Ästhetische Medizin bedeutet also nicht nur, Botox in eine Stirn zu spritzen. Das ist bloß die Oberfläche. Dahinter liegt eine andere Dimension von Gesundheit, die in meinem bisherigen Verständnis von Medizin als Überlebenssystem gar nicht vorgekommen war. Das hat mich interessiert. Und es lag in meiner Natur, mich nicht nur am Rande damit zu befassen. Also begann ich, mich einzuarbeiten. Und beschloss, weitere Kurse zu belegen.

In einem von ihnen wurde ich dann von einer Praxisinhaberin angesprochen, der meine Art zu arbeiten gefiel. That's it. Das war mein ungeplanter Einstieg in die ästhetische Medizin. Doch diese fast schon Abruptheit sollte sich als großer Vorteil herausstellen. Die Mehrheit der Patienten in diesem Bereich sind Frauen und mein eigenes Bild von dem, was man für gewöhnlich als feminin liest, vielleicht auch von gemachter Weiblichkeit, war glücklicherweise jungfräulich genug, dass ich mich zunächst vollkommen neutral mit meinem eigenen Verständnis von Ästhetik auseinandersetzen konnte. Und das entsprach gelinde gesagt nicht dem, was gemeinhin als feminin gelesen oder interpretiert wird. Meine Haare waren eigentlich immer kurz bis sehr kurz. Mal bunt gefärbt, mal wasserstoffblondiert. Fast immer mit geradem Pony. Ich bin tätowiert. Und im Sprachgebrauch meistens eine Spur drüber.

Durch Dinge wie Haar- und Barterlass oder Kleidertrageverordnung wurde ich erst einmal in ein uniformes, eben ein einheitliches Bild gedrängt. Eines, in dem du deine Persönlichkeit bewusst ablegen sollst und in dem Individualität nicht vorgesehen und schon gar nicht erwünscht ist. Das war uns zu Beginn gar nicht so bewusst. Wir glaubten an das, was man uns im System versprochen hatte. Klar, jeder Soldat musste durch die härteste Grundausbildung, glaubt man den Geschichten im Biergarten. Aber bei uns stand etwas anderes auf dem Plan, als den Soldaten Dosenkohl zum Landser im Schützengraben auszubilden. Wir galten als Hochwertressource. Ärzte auszubilden, bedeutet Jahre an Investition. Im besten Fall sechseinhalb Jahre Studium, dazu fünf bis sechs Jahre Facharztausbildung. Das muss man erst einmal durchhalten. In der Bundeswehr war deshalb alles auf Leistung ausgerichtet. Entweder du leistest oder du fliegst. Bewertung gab's nach Katalog. Ein Credit-Point-System rangierte die studentischen Leistungen. Und über allem schwebte das Damoklesschwert, bei schlechten Ergebnissen jederzeit aussortiert zu werden. Alles fühlte sich wie ein permanenter Kampf an. Zuerst gegen sich selbst, später auch gegen andere. Druck war für mich lange kein Problem. Ich kann meine eigenen Ressourcen gut einschätzen und weiß, wo meine Grenzen liegen und was für mich noch aushaltbar ist. Erst rückblickend wurde mir klar, wie ungesund dieses Mindset war, in dem ich gewachsen bin. Der künftige Facharzttitel und der Ort, an dem man leben darf, hängen von der Beurteilung anderer ab. Der Platz, den man einnimmt, die Entwicklung der eigenen Persönlichkeit, all das wird entlang von Leistung und Vergleich entschieden.

Zu dem Zeitpunkt, zu dem man sich für die Bundeswehr bewirbt, ist man sich all dem aber gar nicht gewusst. Dass zu der Uniform nicht nur Linientreue gehört, sondern auch eine eklatante Abgabe von Persönlichkeit, Freiheit oder Individualität. Meine Freiheit für deine. Wer tut sich das eigentlich an? Welches Versprechen kann so süß sein, dass man für die Gleichgültigkeit der anderen die Uniform verlorener Persönlichkeit anzieht? Mit dem Eintritt in das System bist du das Rädchen, das im Getriebe funktionieren muss. Ein Teil des angepassten Scheins.

Veränderbare Optik war die Medizin der »anderen«, für Menschen, deren Leben nichts mit meinem zu tun hatte. Dazu gehörten Codes, die ich nicht kannte: Luxusmarken, gesellschaftliche Rituale, eine Sprache des Wohlstands, dezent parfümierte Wohnungen mit fein kuratierten Möbelstücken – all das war mir fremd, weil Beauty und Botox nicht so inflationär wie heute zur Verfügung standen. Als Ärztin lernst du allerdings, Dinge zu dechiffrieren. Schon allein deshalb, weil die Hüllen zwangsläufig fallen. Du siehst so viel Nacktheit, so viele Körperformen, dass du des Anblicks der Haut beinahe satt wirst und sie nur noch mit der Neugier einer Person betrachtest, die täglich damit arbeitet. Man sieht das gefallene Lametta. Du spürst die guten Hüllen aus Seide, du riechst die Klamotten der Armen mit dieser pappigen Kälte von Zigarettenrauch im Stoff und schlüpfst selbst in eine Rolle, die man dir eigentlich nie zugeschrieben hat. Aufgestiegen in die Welt der Akademikerinnen und dann konfrontiert mit den Realitäten des Ärztinnenseins.

Nicht mit dem, was im Krankenhaus geschieht, sondern dem, was die Gesellschaft von dir erwartet. Aus Rotkäppchen wurde Champagner. Aus Lübben wurden Berlin, London oder Dubai. Ich lernte die Spielregeln im Schach der anderen Gesellschaft. Doch mit der Zeit wurde mir klar: Der Unterschied ist gar nicht so enorm, wie er mir anfangs vorkam. In der privatärztlichen Medizin kommen genau die Menschen zu mir, die sich mit meinen Werten identifizieren. Bubble bleibt am Ende Bubble. Dabei fiel mir erst auf, wie falsch und misogyn viele Bilder über ästhetische Medizin sind.

Heute erlebe ich diesen Bereich als einen Ort der Gestaltung. Während Notfall- und Militärmedizin reaktiv und stark geregelt sind, kaum Raum für Entwicklung lassen, bietet die ästhetische Medizin Beziehung, Zeit und Individualität. Da ist zum Beispiel diese eine Patientin. Vor anderthalb Jahren ging sie für ihr Masterstudium nach Chile. Hochqualifiziert, klug und neugierig kam sie zurück nach Berlin als fertig ausgebildete Ingenieurin, findet aber aufgrund der aktuellen Arbeitsmarktlage keinen Job. Übergangsweise sitzt sie nun bei Edeka an der Kasse. Sie erzählt das ohne Bitterkeit. In ihren Augen liegt eine ansteckende Lebensfreude. Sie spricht von der Weite Chiles, vom Licht, von den Menschen, von der Intensität dieser Zeit. Und davon, wie hart es war, wieder in die Berliner Kälte zurückzukehren. Natürlich hätte sie sich einen anderen Einstieg gewünscht. Aber sie verliert sich nicht darin. Solche Gespräche berühren mich. Sie zeigen, wie wenig geradlinig Lebensläufe wirklich sind. Ich begleite Patientinnen über Jahre hinweg, erlebe Trennungen und neue Beziehungen, Schwangerschaften und Geburten. Masterarbeiten, berufliche Umwege, politische Diskussionen. Es gibt kaum ein Thema, das nicht irgendwann in diesem Behandlungszimmer erwähnt wird. Ästhetische Medizin bedeutet Gespräche über Jahre hinweg. Manchmal entlarven wir uns, indem wir bei anderen therapieren, was wir in uns selbst noch nicht erkannt haben.

Neulich saß eine Psychologin vor mir, die Körpertherapie praktiziert, und wir sprachen über ihre Erfahrungen. Ich fragte, mit welchen Patienten sie am liebsten arbeitet. »Zwangserkrankungen und Angststörungen«, antwortete sie. Wir tauschten uns fachlich aus, während ich das Produkt vorbereitete. Und dann, fast beiläufig, fragte sie: »Sag mal, gibt es irgendeine Chance, jünger auszusehen? Nicht nur den Status quo zu halten, sondern mich wirklich zu verjüngen?« Dieser Moment war jedoch nicht entlarvend, sondern so ungemein menschlich. Sie machte sich verwundbar. Selbst jemand, der täglich mit inneren Konflikten arbeitet, bleibt nicht frei von eigenen Unsicherheiten. Wir sind alle Teil derselben Bilder, derselben Erwartungen. Niemand steht außerhalb.

In der ästhetischen Medizin hilft mir meine Erfahrung als Notfallmedizinerin. Da muss ich in Sekunden erfassen, was passiert, wer Hilfe braucht und vor allem welche. Dieses trainierte Sensorium ist für meine Praxis enorm wertvoll. Wenn eine Patientin hereinkommt, nehme ich sie sofort wahr. Ich rieche ihr Parfüm, sehe ihre Kleidung, ihre Schuhe, ihre Haltung und fühle schließlich ihre Haut, wenn ich sie berühre. Es ist, als würde sich alles gleichzeitig melden: Spannung, Unsicherheit, Hoffnung.

Natürlich öffnet sich dabei automatisch eine Schublade. Hermes-Schläppchen, aha. Schublade auf. Datejust am Handgelenk, so so. Ich kategorisiere, wie andere mich kategorisieren. Ich liebe es, die Berufe meiner Patienten zu erraten. Consulting. Big Four. Lehrerin, Physiotherapeutin. Wohin passt die Frisur? Wer trägt diese Lindner-Tüte? Wohin gehen diese Schuhe heute noch? Ich spüre den Menschen und er spürt, dass ich ihn sehe. Was soll ich sagen, das ist nicht immer einfach.

In der ästhetischen Medizin bewegt man sich oft im »Über«. Man trifft Leute, die gar nicht wahrnehmen, auf welcher Seite der Gesellschaft sie sich befinden, wie viel Glück, Macht oder Sicherheit ihnen zur Verfügung stehen, welche Zugänge, Möglichkeiten und Chancen sie haben, die für andere schlicht keine Option sind und nie eine sein werden. Wer sich in diesem Über bewegt, verliert den Blick dafür, dass Sichtbarkeit und Teilhabe nicht gleich verteilt sind.

Chancengleichheit existiert nur als Idee. Die ästhetische Medizin verstärkt das noch: Die ohnehin schon Gesehenen werden sichtbarer, und die, die keinen Zugang haben, treten in die Belanglosigkeit des Unsichtbaren. Es ist ein feines, kaum merkliches Spiel zwischen Präsenz und Hintergrundrauschen, zwischen Glück, Macht und Privileg.

In der ästhetischen Medizin zu arbeiten, heißt, diese Dynamik zu spüren und auszuhalten. Zu erkennen, dass das eigene Handeln zu einem System gehört, das Ungleichheiten reproduziert, wenn auch nicht mit bewusster Absicht. Und sich zu fragen, wie man selbst damit umgeht, ohne dabei zu übersehen, dass Sichtbarkeit für viele keine Selbstverständlichkeit ist. Wir bauen uns die liebste Version unserer eigenen Fassade auf und verstärken dieses Image durch ein aufpoliertes Social-Media-Auftreten. Die aufgespritzte Schnute knutscht die Imagination auf der Bildschirmgegenseite. Wir polieren unseren Status und behängen uns mit den Nichtigkeiten des Kapitalismus. Nur nicht in der Praxis. Angst bleibt Angst, egal ob auf der Pritsche im Rettungswagen oder in der wohlig parfümierten Atmosphäre des Wartezimmers. Die Nadel und die Schmerzerwartung zeigen das Gesicht hinter der angemalten Maskerade. Das weiß ich. Ich lebe selbst immer ein wenig zwischen Schaustellung und Unsichtbarkeit.

In meiner Praxis für ästhetische Medizin erlebe ich Menschen, die mir ihr Vertrauen schenken. Dabei legen sie immer auch ein Stück ihrer Persönlichkeit offen, erzählen Geschichten, plaudern, reden im Stress und reden im Vertrauen. All das gibt mir ein Gefühl dafür, wo sie stehen und was sie beschäftigt. Nach langen Auslandseinsätzen vermisse ich diese Begleitung.

Wir als Gesellschaft haben bisweilen eine ziemlich plakative Sicht auf die ästhetische Medizin. Sie ist zu oft misogyn, wertend oder schlichtweg getrieben vom wirtschaftlichen Interesse. Melkt die trotteligen Weiber. Setzt ihnen Ideale in den Kopf und lasst sie dann an ihnen zergehen. Es ist keine Medizin, uniforme Gesichter nach Filtervorlagen zu basteln, aber es ist Medizin, zu verstehen, woher die Bedürfnisse der Patientinnen kommen. Mit jeder Geschichte ergibt sich die Chance auf etwas mehr Verständnis.

Mittlerweile brauche ich die Tätigkeit in der Praxis auch ein wenig als mein eigenes Korrektiv. Ich arbeite nicht mehr als ein paar Stunden wöchentlich in einer Gemeinschaftspraxis, aber über die Jahre hinweg ist das mein Ausgleich zum scharfen Ende der Medizin geworden. Ein wenig sucht sich jede Ärztin in diesem Bereich ihre Patientinnen selbst aus. Wer keine Lust auf den Umgang mit mir hat, wird auch nicht zu mir kommen. Dafür ist die Auswahl an Alternativen groß genug. Ich betreibe keine Akutmedizin, in der Menschen ungefiltert aufeinandertreffen. Ich bin nicht darauf angewiesen, jeden Trend zu bedienen, nur weil er Nachfrage verspricht. Also ja, ich habe mich bewusst dagegen entschieden, wie ein Papagei Trends nachzuplappern. Ich muss nicht jede Patientin bekehren oder ihr meine Vorstellung ärztlicher Kunst aufdrücken. Manchmal ist es auch einfach ein Abarbeiten. Nicht jede Behandlung endet in einer philosophischen Plauderstunde, aber jeder Tag birgt zumindest die Möglichkeit, einmal darüber nachzudenken, wie unsere alltäglichen Urteile einen Einfluss auf andere ausüben. Oder ohne um den heißen Brei herumzureden: Warum wir Frauen so schamlos subtil abwerten.

Ein Deep Dive in das »Warum« von ästhetischen Behandlungen kommt nicht daran vorbei, die Sichtbarkeitsdimension wieder aufzumachen. Bist du jung und wirst als hübsch verstanden, spricht man dir deine Substanz so lange ab, bis du alt und immer noch hübsch bist, aber nicht mehr als brauchbar hübsch für die Podeste der öffentlichen Diskussionen gelesen wirst. Sichtbarkeit ist das Kapital und wird bei Frauen in unserer Gesellschaft unweigerlich in Ästhetik gemessen. Und klar kann ich meinem Spiegelbild aufgeklärte Parolen entgegenwerfen und mir im immerwährenden Mantra erzählen, ich mache das nur für mich. Aber ich allein, am Ende der Welt ohne Blick der anderen auf mich: Wie sähe dann mein Insta-Look aus? Wie wäre mein Knutschmund, wenn keiner ihn beurteilen würde? Wie wäre mein »schön«, wenn »schön« nicht durch andere vorgegeben wäre, ob normschöne Blondine, tätowierte Madam oder »natürlich« gealterte Vorstadtoma?

Aussehen ist nie privat. Privat ist aber die Entscheidung, wie wir mit den Vorstellungen unserer Gemeinschaft umgehen wollen. Die Macht der Veränderung liegt in der zelebrierten Selbstbestimmung. Nur ist sie gekoppelt an die Ungleichheit der Verfügbarkeit. Nicht jede hat die Chance, an dieser Art der Medizin zu partizipieren. Oder in gleicher Qualität. Oder in Resonanz mit einer Ärztin, die sie verstehen und an ihrem Leben teilhaben möchte. An Menschen Veränderungen durchzuführen, bringt eine andere Verantwortung mit sich, als Menschen akut aus einem Notfall zu begleiten. Meine Indikation ist jetzt nicht die vitale Bedrohung, sondern das Verstehen von Beweggründen. Selbst wenn sie manchmal so subtil sind, dass sie gar nicht mehr zur Sprache kommen, sollten wir als Ärzte unser inneres Assessment gemacht haben, um zu wissen, was uns überhaupt in die ästhetische Medizin gebracht hat. Und wenn am Ende steht, dass es nur um die Kohle geht: Nun ja, sorry, liebe Insta-Docs. Euer Fame ist auch nur ein Symptom übergeiler Selbstdarstellung am Bedürfnis nach Zuwendung anderer. Aber dann nenne dich bitte nicht Arzt. Deine Indikation zur Behandlung ist keine Falte, sondern das Verständnis der Gesellschaft, die die Menschen in deine Praxis bringt.

Gleiche Wimpern, gleiche Jawline, gleiche Lippen, gleiches Make-up standardisieren Menschen. Oder besser: Frauen! Wir streichen mit jeder korrigierten Nase ein wenig Familiengeschichte. Wir bastel mit jeder weichgezeichneten Müdigkeit aus dem Gesicht auch eine scheinbare Resilienz in die Haut unserer Patientinnen, um die Dysfunktionalität der Arbeitswelt oder die Belastungen der Familie oder einfach die Spuren des Lebens zu vertuschen. Fitsein wird ein individuelles Problem. Durchhalten ein Ich-Thema. Resilienz wird in den übervollen Kalender der Fleißbienchen geschoben, die im Hustle von Selfcare und anderen Me-time-Anglizismen versuchen, ihr Leben zu rocken. Und trotzdem liebe ich Botox. Ich liebe den Stich in die Stirn. Ich liebe, was ich mit mir machen kann. Ich habe die Freiheit, mir die Haare raspelkurz zu schneiden, mir die Lippen bis unter die Nasenspitze mit Filler vollzupumpen und morgens nackt durch die Berliner Nächte zu raven.

Aber das alles kostet. Es kostet meine Persönlichkeit als Soldatin. Wann immer ich die Uniform der Berlin-Mitte-Ärztin ablege, mir die mit Staub besudelten Stiefel anziehe und meine »Hundemarke« um den Hals hänge, dann weiß ich, warum meine Fingernägel nicht manikürt sind. Mit Gelmodellage kämpfen sich keine Kriege, aber Kriege kämpfen wir für die Gelmodellage. Jeder Tag in den klobigen Tretern ist ein Tag für meine Vorstellung von Frau. Oder Frauen. Oder dem, was jeder gern sein möchte. Ich war in Ländern, in denen Frauen nicht mehr sind als ein Stück reproduktive, unmündige Ware, die der Huldigung der Mächtigen dient. Uniformiert im Gewand der Unterdrückung. Und wir? Wir uniformieren Gesichter unreflektiert nach den Vorstellungen unserer Herrschenden. Nur kommen die nicht in Form eines schlachtenden Diktators daher, sondern schleichen sich unsichtbarer in die Köpfe. Besseres Marketing. Besserer Einfluss. Algorithmen und das Bild in den Medien bestimmen unser Normschön. Auf einmal sieht die Pressesprecherin aus wie die Heimatschutz- und die Justizministerin. In einer Gesellschaft voller Möglichkeiten entscheiden wir uns für den Rückzug.

Ich gebe als Soldatin so viel von meiner persönlichen Freiheit, so viel von meiner eigenen Sicherheit und Gesundheit ab. Aber bitte doch nicht dafür, dass wir uns die eigene Nacktheit verbieten. Wir bemalen und verkleiden uns so lange, bis wir opportun in die Kakofonie der Herrschenden passen, ein überlautes Gemisch aus Erwartungen, Narrativen und Maßstäben, die sich gegenseitig widersprechen und doch den Takt angeben. Ein Lärm, der uns vorschreibt, wer wir zu sein haben, bis wir ihn für unsere eigene Stimme halten. Die Liebe für das pure Aussehen geht verloren. Wofür nun schneide ich mir meine Nägel kurz, um mit meinem Kampfanzug für deine unsichtbare Sichtbarkeit zu kämpfen? Ich, die selbst die Stirn nicht mehr bewegen kann, weil Botox mir die Sorgenfalten aus dem Muskel bügelt, habe gesehen, wie vergänglich Freiheit ist.

Ein wenig feiert der Stich ins eigene Fleisch also auch die Möglichkeit. Wir sollten nur nicht vergessen, wie manipulierbar unser vermeintlich eigener Wille ist.

Was ich als schön empfinde, habe ich erlernt. Was ich an mir verändern will, ist Projektion. Und darin liegt das eigentlich Schwierige an diesem Feld der Medizin. Wenn die Disziplin als solche dahingehend verstanden wird, dass sie heilt oder zumindest Schaden verhindert, dann sollten wir uns dem damit einhergehenden Dilemma stellen: Zwischen der Emanzipation der eigenen Veränderung und der Eingliederung in die Vorstellungen derer, die unser Empfinden von »schön«, »sichtbar« und »erfolgreich« bestimmen, ist es nämlich oft nur ein schmaler Grat.

Jede Dankbarkeit, jede kleine Aufmerksamkeit von meinen Patientinnen sagt manchmal mehr, als Worte je ausdrücken könnten. Ich weiß um unser Privileg, uns jeden Tag neu für eine andere Persönlichkeit entscheiden zu dürfen. Zumindest optisch. Bei all dem Mist der Einsätze ist diese kleine, unscheinbare Praxis für mich zum Inbegriff von Freiheit geworden. Hier verstecken Menschen ihre Müdigkeit oder polieren sich in die Sichtbarkeit. Oder sind einfach nur da in meinem Kalender, weil sie nett plauschen wollen. Es scheint in der Natur der Dinge zu liegen, dass weiblich gelesene Bedürfnisse wie das, hübsch aussehen zu wollen, unter dem Brennglas betrachtet werden. Alle haben eine Meinung dazu und meistens geht's nicht, ohne dass Frauen mies dabei wegkommen. Als Ärztin, die diese Patientinnen begleitet, steht man immer auch mit ihnen gemeinsam in der Sichtbarkeit. Dafür, dass ich die meiste Zeit im Krankenhaus behandle, interessieren sich erstaunlich viele für mein Wirken in der Praxis. Bei der Abwägung potenzieller Freundschaftsdienste sticht die Botoxspritzerei die Propofolinjektion um Längen aus. Es ist verrückt, wie schnell ich an Wert gewinne, sobald andere die Möglichkeit vergünstigter Behandlungen wittern. Eine Aufmerksamkeit, die die Rolle der Soldatin nicht kennt. Wer den Wert der Freiheit vergisst, kümmert sich nicht um den Preis, den andere für sie zahlen.

Als Anästhesistin bist du nicht das Zentrum der Aufmerksamkeit. Wenn eine Operation gut verläuft, wird dem Chirurgen gratuliert, egal wie viel Verantwortung die Anästhesie und der Rest des Teams getragen haben. Wir halten Menschen am Leben, treffen in Sekundenbruchteilen kritische Entscheidungen und oft weiß niemand, dass wir es waren. In diesen Momenten bleibt alles hinter den Kulissen.

In der Bundeswehr ist die Unsichtbarkeit Teil des Systems. Mit Eintritt wird man zu einer Nummer, abhängig von Beurteilungen, Fremdsteuerung, politischen Entscheidungen. Besonders schmerzhaft ist dann die Einsicht, wie leichtfertig diese manchmal getroffen werden, von Menschen, die die Konsequenzen nicht tragen müssen. Auslandseinsätze, Gefechtsbedingungen, körperliche und seelische Belastungen stehen im krassen Gegensatz zur Distanz, die diesen Erfahrungen in der Gesellschaft oft entgegengebracht wird.

Die Medizinerinnen bei der Bundeswehr sind eine Kohorte hochgebildeter Akademikerinnen und wir packen sie in einen industriellen Arbeitstakt. Du gibst die Illusion einer Karriere in der Klinik vor. Aber das ist eine reine Utopie. Du kommst nicht aus dem Schichtdienst raus. Nach all den Diensten bist du so ausgelaugt, dass dir keine Energie mehr für Entwicklung bleibt. Oder Politik. Oder Ehrenamt. Wir sind die vor Müdigkeit gelähmte Masse, der man durch Überarbeitung die Worte klaut.

Doch dann bist du plötzlich in der Praxis. Da wurde mir erst einmal bewusst, wie viel Verantwortung und Gestaltungsmacht man haben kann: Wie sollen meine Patienteninnen aufgenommen werden? Wie viel Zeit gebe ich jeder Einzelnen? Welche Werte vertrete ich? Das gibt dir unendlich viel Selbstkompetenz. Ästhetische Medizin ist für mich kein Widerspruch zu gesellschaftlicher Verantwortung, sondern ein Verstärker dafür. Es geht um Sichtbarkeit, Selbstbild, Zugehörigkeit, Integration. Um die Frage, in welcher Gesellschaft wir leben wollen – und welchen Teil wir selbst dazu beitragen. Die Beziehung zu meinen Patienten ist so ungewöhnlich nah, dass sie sich fast freundschaftlich anfühlt. Ich begleite Menschen im Gesunden und das ist das eigentlich Schöne daran. Sie kommen nicht krank zu mir, sondern aus einer selbstbestimmten Entscheidung heraus, bringen ihr Leben mit und ihre Geschichten. Mit den Jahren gewinne ich berührend intime Einblicke. Ich höre Dinge, die sehr persönlich sind, und empfinde es als Privileg, daran teilhaben zu dürfen. Diese Begegnungen bringen mich auch weiter. Wir haben die Zeit zum Austausch. Ein Privileg der Selbstzahlermedizin. Es ist ein lebendiger Raum, in dem beide Seiten wachsen können.

Für meine Patientinnen ist dieser Ort geschützt. Und auch für mich. Zwischen Behandlung und Gespräch entsteht ein Moment der Ehrlichkeit. Dass ich mich mit meinen Patientinnen auch schon gestritten habe, verschweige ich nicht. Man mag sagen, dafür sei kein Platz in der Praxis. Aber warum eigentlich nicht? Wer mit meiner Haltung oder meiner Art der Behandlung nichts anfangen kann, kommt nicht zu mir. Wer das Gespräch nicht sucht, findet es bei mir auch nicht. Über die Jahre ist aus diesem engen Kreis etwas entstanden, das über bloße Terminverwaltung hinausgeht. Eine kleine Diskursgemeinschaft. Wir sprechen über die Politik der Landesregierung, über die Schulbücher, die eine meiner Patientinnen schreibt, oder über die zaghafte Vorfreude einer 75-jährigen Patientin auf ihr erstes Date seit dem Tod ihres Mannes. Es geht nicht nur um Haut, sondern um das Leben darunter. Und manchmal braucht dieses Leben ein klares Nein.

Teil meiner Arbeit ist es, Übertherapie zu erkennen und anzusprechen. In solchen Momenten bin ich zuerst Ärztin. Wenn ich sehe, dass sich ein ungesundes Muster entwickelt, spreche ich das klar an. Das betrifft Menschen, die bereits stark mit Hyaluronsäure behandelt wurden, bei denen Lippen oder Wangen überfüllt wirken oder bei denen sich funktionelle Einschränkungen absehen lassen. Die Mimik kann verloren gehen, Intervalle bei Botulinum werden zu kurz, man sieht sich zu häufig. Das sind Zeichen, die ich nicht ignorieren kann.

Diese Gespräche sind erstaunlich selten konflikthaft. Im Gegenteil. Viele Patientinnen reagieren dankbar. Oft entsteht erst in diesem Moment ein Bewusstsein dafür, warum der Wunsch nach weiterer Behandlung überhaupt da ist. Dahinter stehen Unsicherheiten, falsche Vorstellungen oder fehlendes Wissen über die Methodik. Wenn man darüber spricht, löst sich viel Spannung. Aus einem vermeintlichen ästhetischen Problem wird ein persönliches Gespräch über Selbstbild und Erwartung.

Für mich ist genau das ein wesentlicher Teil verantwortungsvoller Medizin. Es geht nicht darum, jeden Wunsch zu erfüllen, sondern darum, Menschen zu schützen. Auch vor sich selbst, aber ohne sie zu bevormunden. Die meisten spüren sehr genau, dass diese Grenze aus Fürsorge entsteht. Und gerade dadurch wächst das Vertrauen weiter. Bei manchen Patientinnen spüre ich eine tiefe Unsicherheit, die sie selbst vielleicht nicht so benennen würden. Ich glaube, das kommt häufiger vor, als wir uns eingestehen. Gleichzeitig ist Unsicherheit etwas sehr Natürliches. Jeder kennt sie, wenn er in neue Situationen kommt, neue Räume betritt, fremde Menschen trifft. Unsicherheit ist kein Defizit. Sie ist Teil unserer Entwicklung. Man muss sich ihr stellen, sonst bleibt man stehen.

Das wird in meinen Gesprächen sehr direkt sichtbar. Menschen erzählen von sozialer Anspannung, von der Angst vor neuen Gruppen, vor Veranstaltungen, vor Abenden, deren Ausgang sie nicht kontrollieren können. Dieses Gefühl, nicht zu wissen, wie man wirkt oder wahrgenommen wird, bringt sogar Politikerinnen in meine Praxis. Der Selbstwert kommt der Selbstdarstellung nicht mehr hinterher. Es wird supplementiert und aufgeputscht, bis sich das innere Gefühl der äußeren Anforderung anpasst. Manchmal durch Drogen, manchmal durch Kleidung, manchmal durch Coaching. Unsicherheit passt nicht zu denen, die im Dauerlauf vorangehen. Die Zweifel sind leise, aber konstant. Dagegen wirkt ein positives Körpergefühl wie ein Schutzschild vor all den Mikroaggressionen des Alltags. Eine Baustelle weniger. Je sicherer ich mich im eigenen Körper fühle, desto mehr prallt von mir ab. Frisur, Parfüm, Kleidung, Kosmetik oder Muskulatur sind Ausdruck dieser Suche nach Halt. Man baut sich eine Rüstung, um stark genug zu sein, sich zu zeigen. Hier geht es nicht um Perfektion, sondern um die Sicherheit, in eine Welt zu gehen, die nur zu oft nichts Gutes von dir will. Aus Unsicherheit wird Handlungsfähigkeit. Und genau darin liegt oft der eigentliche Wert ästhetischer Medizin.

Ich erinnere mich an einen meiner ersten Patientenkontakte, bei dem alle Fäden auf einmal zusammenliefen. Er war Soldat und allein durch seine Statur schon eine Erscheinung. Ich wusste sofort Bescheid. Ein Oberstleutnant kommt nicht einfach so in die Ästhetik. Da war mehr hinter der Fassade einer einfachen Tränenrinnenbehandlung. Dieser Kamerad wollte zurück ins Leben. Zurück in sein Spiegelbild.

Seinen ersten Termin werde ich niemals vergessen. Die Stille zwischen uns beiden war in gewisser Weise so selbstverständlich. Zwei Menschen, die sich anschauen und wissen, dass sie dasselbe gesehen haben – nur vielleicht aus unterschiedlichen Winkeln eines Fensters, das zur Welt offensteht. Ich spürte, dass wir dieselbe Sprache sprechen. Den Preis für das Drüber im Hier und Jetzt kannten wir beide.

Er war in Mali gewesen. Ich in Afghanistan. Später sollten meine Füße durch den gleichen roten Sand gehen, der an seinen Stiefeln geklebt hatte, aber das wusste ich zu diesem Zeitpunkt noch nicht. Wir beide trugen ähnliche Erinnerungen in uns. An Gerüche, die man nie mehr loswird. An die Art Licht, das durch staubige Luft fällt, kurz bevor ein Konvoi losfährt. An Kinder, die lachen, obwohl um sie herum alles in Trümmern liegt. Und an das Gefühl, etwas nicht tun zu dürfen, obwohl alles in einem schreit: »Mach etwas!«

Der Oberstleutnant war nicht im klassischen Sinn verwundet. Kein Granatsplitter oder ein schrecklich zerfetztes Gesicht. Das ist das Tückische. Die Kriege unserer Zeit sieht man nicht mehr nur anhand von verstümmelten Gliedmaßen. Unsere Soldaten tragen ihre Wunden vielmehr unter der Haut. Die Verstümmelung sitzt zwischen Brustbein und Sprachlosigkeit, im Zwerchfell vielleicht oder in der Falte, in der ein Mensch versucht, Haltung zu bewahren.

Er kam in meine Praxis in einer Phase, die die Bundeswehr »Rekonvaleszenz« nennt. Für ihn bedeutete das, langsam wieder zu fühlen. Wieder Bedürfnisse zu spüren. Und eines davon lautete: »Ich will wieder in mein Gesicht zurückfinden.« Was für ein Satz. Was für eine Geschichte. Ich sah in diesem Soldaten nicht den Patienten, der etwas in seinem Gesicht verändern wollte. Ich sah einen Mann, der sich entschieden hatte, wieder in der zivilen Welt anzukommen – mit all ihrer Komplexität, ihrem Lärm, ihrem Blick auf Äußerlichkeiten. Er hatte den eigenen Weg durch sein tiefstes Tal hinter sich. Seine Seele war in ihrer Heimat angekommen, nun brauchte sein Gesicht wieder ein Zuhause.

Ästhetische Medizin gilt oft als Luxus – dabei kann sie ein Anker sein. Eine Möglichkeit für Menschen, sich selbst wieder zu begegnen. Wir diskutieren hier keine Ideale, sondern Würde und Selbstbestimmung. Gesellschaftlich wird diese Form der Medizin häufig belächelt oder als Clownerie in Arztkitteln vermarktet. Wer Behandlungen anbietet, steht schnell unter Verdacht, wirtschaftliche Interessen über ärztliche Berufung zu stellen. Und wer sie in Anspruch nimmt, bekommt von allen Seiten Zuschreibungen und Stigmata aufgedrückt. In Wahrheit aber sprechen diese Begegnungen eine andere Sprache. Patientinnen kommen oft aus Lebensphasen, die Spuren hinterlassen haben. Krankheit, Trauma, Erschöpfung, Geburt und Verlust zeichnen ihre Spuren in den Körper. Anstatt Verständnis zu zeigen, dichten wir unser Bild von Eitelkeit in die Lebenswege der anderen.

Die medizinische Praxis trennt noch immer in »ernsthafte« und »kosmetische« Medizin. Aber was ist medizinisch relevanter: ein gebrochener Arm oder ein gebrochenes Selbstbild? Wer definiert, was behandlungswürdig ist? Und wer hat das Recht, Patientinnen ihre Bedürfnisse abzusprechen? In der ästhetischen Medizin geht es um Zugehörigkeit und Selbstwirksamkeit. Anstatt die Verantwortung auf die Einzelne abzuschieben, sollten wir uns ernsthaft darüber unterhalten, was für eine Gesellschaft wir formen, in der das Aussehen eine Art Leistung ist. Wenn die Regeln für Akzeptanz und Erfolg von einem Algorithmus bestimmt werden und von Moguln, die diffamierend auf Diversität und Alter und Frau und Anderssein schauen. Wem kann ich es verübeln, nicht immer die Substanz zu haben, dagegen anzukämpfen? Manchmal ist Durchschnitt ungemein entlastend. Sich mittelmäßig schön zu fühlen und einfach im Grundrauschen der Unsichtbarkeit unterzugehen. Verachtet die Gesellschaft, die die Regeln aufstellt, nicht die, die danach spielen. Unterstützt jene, die die Regeln ändern wollen. Oder erst einmal welche aufstellen möchten.

Der Markt um die Ästhetik ist ein Moloch geworden, seitdem Schönheit als Fastfood-Produkt der immerwährend Hungrigen vermarktet wird. Es gibt Anbieter, die Gesichter behandeln, ohne je ein Krankenhaus von innen gesehen zu haben, ja noch nicht einmal über ein Minimum an Ausbildung verfügen. Ohne Verständnis für Verantwortung und für Risiko werden Nadeln in Visagen versenkt. Sie verkaufen Eingriffe wie Produkte, verpacken menschliche Sehnsüchte in Rabattcodes und nehmen damit all jenen den Raum, die mit Sorgfalt und Ethik in diesem Feld arbeiten.

Wer Verantwortung kennt, aus der Notaufnahme, von der Intensivstation oder aus Einsätzen in Krisengebieten, weiß, dass jede Entscheidung am Menschen beginnt. Nicht an Trends. Nicht an Filtern. Vielleicht liegt genau hier die Verbindung. Wer in Uniform arbeitet, ob als Ärztin, Polizistin oder Soldatin, trägt Verantwortung für mehr als sich selbst. Daraus entstehen Räume, in denen Menschen sich begegnen können und Würde wieder spürbar wird.

Heiße Luft

Ich: Wie geht es dir?

Sie: Hallo meine Liebe.
Ganz gut soweit :)
Hatten gestern hier in GAO einen Raketenangriff
Auf das Barkhane Camp nebenan
Aber nix passiert

Ich: Krass, davon hab ich noch gar nichts mitbekommen. Wie gehts dir mit der ganzen Situation? Hast du Rückmeldung von deinen Leuten, die da verletzt worden sind? Willst du telefonieren?

Sie: Uns gehts eigentlich gut. Jetzt sind grad alle schon aus dem Krankenhaus raus, bis auf den Schwerverletzten. Hand wurde rekonstruiert. Ja. Ansonsten. Den meisten gehts gut. Der ein oder andere fliegt heim. Ansonsten läuft es schon, würde ich sagen. Werden wir sehen, wie es den Jungs dann geht, wenn wir wieder rausfahren.

Ich: Lass Sonntag festhalten. Ich ruf dich an.

Mit Sicherheit unsichtbar

Ein freies Abteil ist immer ein schlechtes Zeichen. Entweder verwest dort gerade ein Döner oder Exkremente ziehen in die Muster der U-Bahn-Sitze ein. Kurz die Umgebung scannen. Kein Kot, keine Kotze. Nur Gesichter, die an mir vorbeiziehen. Fremde Menschen, die sich nicht ansehen und stattdessen in ihre Bildschirme flüchten. Manchmal weht der Bass aus den übergroßen Headphones rüber und schafft die eigene kleine Sicherheit im Gemenge der Stadt. Ein kondensierter Querschnitt der Gesellschaft. Manchmal möchte ich in die Köpfe schauen und sehen, welche Gedanken so schützenswert sind, dass Mutter Staat dafür die Bundeswehr in ferne Lande schickt. Wir Soldaten ordnen uns unter für die Idee der Gemeinschaft. Wir funktionieren, wenn das System danach verlangt. Wir gehorchen, wenn die Demokratie uns befiehlt. Unsere Uniform neutralisiert den Menschen dahinter und reduziert ihn zu einem Kombattanten im Auftrag staatlicher Interessen. Individualität ist Risiko und wird daher sauber abgelegt und verstaut, bevor Y-Tours einen losschickt.

Wir gehen für Auslandseinsätze in Länder, die für die meisten Zivilisten nicht mehr sind als verschwommene Bilder auf den Bildschirmen der U-Bahn-News oder im Hintergrund der Tagesschau. Souverän verliest die Nachrichtensprecherin dazu die Katastrophen der letzten 24 Stunden. Keine Spur von Unsicherheit in ihrem Gesicht. Sie jongliert das Podium, auf dem Widersprüchlichkeit zum guten Ton der Branche gehört, und lebt von dieser aufgeladenen Luft, die die politische Selbstinszenierung ihrer Gäste mit sich bringt. Komplette Professionalität. Hochwasser in xy. Krieg in Soundsoweitweg. Der Tod der anderen bekommt acht Sekunden

Primetime. Und zack, wieder raus aus dem Bewusstsein. Während ich hier in der U-Bahn sitze, wirkt Ordnung wie ein Naturzustand. Selbst die Unordnung der ständig ausfallenden Züge hat ihre beruhigende Taktung. Wie viele dieser Köpfe neben mir haben schon wirklich über die Katastrophe nachgedacht, die alles ändert? Ich meine nicht das Beziehungsende oder den verlorenen Job. Sondern alles weg. Alles, was deinen Latte Macchiato selbstverständlich schmecken lässt. Frieden braucht die Gewalt der Erkenntnis. Pazifismus ist die Schöngeisterei einer idealen Welt. Doch in so einer leben wir nicht. Wir Soldaten sind vielleicht die größten Pazifisten überhaupt. Wir sehen den Krieg. Wir sind im Krieg. Niemand hat Lust auf das Trauma danach. Ernsthaft, liebe Liberale. Bewaffnet euch für die Bequemlichkeit, die ihr gerade noch erlebt. Was bleibt übrig, wenn am Ende nur diejenigen für »Sicherheit« sorgen, denen eure intellektuelle, queere, inklusive Welt nichts bedeutet? Schau einmal hinter die neutrale Uniform. Schau dir die Menschen an. Frag dich, woher die Bohnen in deinem Becher kommen.

Weißt du, was wir tun? Kennst du Soldaten? Du siehst keine Containerhäfen bei Nacht. Keine Seewege, auf denen sich entscheidet, ob deine Versorgung funktioniert oder nicht. Du siehst keine Gespräche mit lokalen Kräften in Regionen, in denen selbst die alltägliche Ordnung schon maximal bröckelt. Militärische Präsenz ist selten spektakulär. Sie besteht oft nur darin, an Orten zu sein, an denen Abwesenheit ein Vakuum hinterlassen würde. Ob das immer gelingt, steht auf einem anderen Blatt. Aber die Vorstellung, dass unsere Selbstverständlichkeiten hier völlig losgelöst von globaler Ordnung existieren, ist naiv. Alltag existiert durch den Einsatz derer, die ihre Sicherheit und Gesundheit für das Egal der anderen einsetzen.

Wir dienen trotzdem. Vielleicht, weil wir die Kinder vom Dorf waren. Oder die Wendekinder ohne doppelten Boden, die den Glauben hatten, dass ein Stück Selbstaufgabe der Preis für den Erhalt von Individualismus ist. Ich muss daraus keinen Pathos machen. Manchmal ist es auch einfach das Geld. Oder irgendein Gehirnfurz von Menschen, die scharf auf den Schneid einer Uniform sind. Die Gründe lassen sich nicht pauschalisieren. Aber eines kann ich mit Sicherheit sagen: Es sind selten die Kinder derer, die im Parlament über Kriege entscheiden.

Mali. Kaum angekommen, ziehe ich automatisch die Luft tief durch die Nase ein, doch irgendetwas stört mich. Die Wüste ist seltsam geruchlos, als hätte die Natur beschlossen, selbst den Duft zu verweigern. Ich muss das für mich erst einmal einordnen, denn normalerweise riecht immer nach irgendetwas: nach Erde, nach Pflanzen, nach Leben. Hier nicht. Die Abwesenheit eines Geruchs verstärkt das Gefühl der Leere, das die endlose Weite ohnehin verbreitet. Es ist, als ob die Natur selbst in dieser geruchlosen Stille verharrt.

Konflikte haben ihre eigene Farbe. Hier in Mali ist alles rot. Ein Rot, das sich nicht nur auf die Erde legt, sondern bis in die Gedanken kriecht. Nach Monaten kannst du es kaum noch sehen, ohne innerlich zu ermatten. Zahlreiche Rottöne, von deiner Schuhspitze bis zum Horizont. Sie lullen dich ein wie der Staub vom Sandmann. Doch musst du wach bleiben, jede Sekunde, hochkonzentriert, angespannt bis in die Fingerspitzen blickst du in die Tristesse von Hügel eins über Hügel zwei auf Hügel drei.

Die Wüste ist flach, weit, scheinbar leer. Nur hin und wieder unterbrochen von zähen Grasbüscheln, die vollkommen ausgetrocknet wirken und dürr im Wind wiegen. Beinahe trotzig kommt mir die Natur in der sengenden Hitze vor, die mir im Nacken brennt. Dazwischen einzelne karge Bäume, die mit einem Bruchteil an Wasser auskommen. Alles ist staubtrocken. Wenn unsere Panzer weiterziehen, hinterlassen sie gewaltige Dreckwolken und verschwinden darin wie in einem schlechten Zaubertrick, bei dem vor lauter Nebel niemand bemerkt, wie der Magier sein weißes Kaninchen unter den Tisch fallen lässt.

Die Verpflegung ist funktional. Unsere Kekse tragen nicht einmal die 52 Zacken, die man aus der Heimat kennt. Sie stecken lieblos in silberner Plastikfolie. Darauf steht schlicht »Militärkeks«.

Man fragt sich: Was unterscheidet einen militärischen Keks von einem zivilen? Ist er unendlich haltbar? Hat er keinen Zucker oder besonders viel? Schmeckt er nach Pflicht? Man isst ihn trotzdem – oder baut sich daraus ein kleines Highlight. Der Schokolade in der Soldatenverpflegung werden nicht gerade die darmgesündesten Eigenschaften nachgesagt. Aber legt man sie samt Verpackung für ein paar Minuten auf die heiße Motorhaube der gepanzerten Fahrzeuge, lässt sich die dunkelbraune Masse durch einen kleinen Schlitz herausquetschen und zwischen zwei »Militärkeksen« die Billo-Variante eines Pick-ups zaubern. Mikromomente Heimat.

Hin und wieder fahren wir an kleinen Hüttensiedlungen vorbei. Dürre Menschen sitzen vor ihrem Hab und Gut, in Kleidung, die entweder zu groß oder zu klein ist, je nachdem, was gerade verfügbar war. Vor ihnen eine Metallschüssel auf dem Boden, darin eine undefinierbare Masse, die halbwegs nährt. Und sie lächeln. Ja, manche lachen sogar. Meist Frauen. Die Jüngeren schauen neugierig, die älteren Männer skeptisch. Dazwischen eine kleine Herde Ziegen, ihre Knochen deutlich sichtbar, doch sie sind wertvoll, sie sichern das Überleben. Sie dürfen von dem wenigen Gras fressen, das wächst.

Die Sonne brennt mir mittlerweile gnadenlos ins Gesicht. Oder in das, was davon noch zu sehen ist. Schatten spart Botox. Tropenhut tief in die Stirn gezogen, Splitterschutzbrille mit dunklen Gläsern auf der Nase, Staubschutztuch vor dem Mund. Was von mir noch zu erkennen ist, wirkt wie eine Mischung aus schlaksig und massiv.

Wir tragen volle Kampfmontur. Schutz ist Pflicht. Immer bereit. Immer aufmerksam. Tagelang, wochenlang. First Line, Second Line, immer etwas Reservewasser an der Weste verstaut. Vorne die Magazine. G36. P8. Kleiderschere griffbereit. Tourniquet doppelt immer mit dabei. IFAK – Individual First Aid Kit. Das ist die kleine Tasche an mir mit allem, was im schlimmsten Fall das Überleben sichern soll. Atemwege frei und sicher. Blutung gestillt. Morphininjektoren in der Beintasche.

Dann gibt es diese fünf Minuten neben dem TPz Fuchs, unserem Transportpanzer. Dein privater Moment. Ein intimes Rendezvous mit einem klapprigen weißen Kackstuhl aus Plastik, mitten im Nichts. Auf der anderen Seite des Panzers hörst du deine Kameraden reden. Du legst die Shitbag ein, setzt dich und scheißt. In dieser Umgebung gibt es kein schönes Wort für deine Darmentleerung. Allenfalls eine gute Aussicht. Gut, dass wir alle sportlich trainiert sind, sonst würde man diesem fragilen Stuhl kaum trauen. Er ist roh, direkt, ohne jede Hülle und seine Historie riecht nach Schweiß und Arschbacken. Statt einem Klopapierrollenhalter steckt neben dir ein Spaten. Griffbereit, denn nach der Erleichterung kommt erst einmal die Arbeit. Loch graben, Beutel hinein, anzünden. Der Geruch von Verbranntem mischt sich mit Staub und Hitze und wird dich für immer an diesen Ort erinnern. Das ist Soldatentum. Das ist mein Leben für das Leben in Berlin.

Wenn du zu Hause davon erzählst, ist die Antwort immer gleich: »Sowas könnte ich nicht.« Doch könntest du, wenn deine Sicherheit oder die deiner Kameraden davon abhängen würde. Man wächst in Situationen hinein, die man sich vorher nicht hätte vorstellen können.

Diese befohlene Freundschaft versteht niemand, der es nicht erlebt hat. Man geht füreinander über Grenzen, über körperliche, über emotionale, über die der Scham. Wenn du vor jemandem scheißen musst und anschließend 14 Tage mit ihm durch die Pampa ziehst, dann kennt ihr euch irgendwann in einer Tiefe, die dich den anderen blind verstehen lässt. Du hast kein Handy, keinen Kontakt nach außen. Keine Presse, keine Ahnung vom Geschehen außerhalb deiner kleinen rotbraunen Wüstenwelt. Manchmal kurze Mails mit Randinformationen, beiläufig die Nachricht, dass in Europa ein Krieg ausgebrochen ist. Also unterhältst du dich mit deinen Kameraden.

Nachts kriechst du auf deinem Feldbett unter den Mückenschutz, die Waffe sicher unter dem Kopfkissen, und über die Stiefel ziehst du deine vier Tage alten Socken, damit keine Skorpione hineinkriechen. Über dir die Sterne. Klar, unendlich. Und in dir diese unendliche Einsamkeit, die man verspürt, wenn einen das Universum durch das Firmament anlächelt.

Doch du kannst nicht einfach in diesem Moment verharren. Der Körper fordert, was er braucht. Sanfter Schlaf ist ein Luxus der Gedankenlosen, nicht der Überlebenden. Also schließe ich die Augen und zwinge mich in diese notwendige Erholung. Boxatmung, habe ich mal gehört, soll helfen. Vier Sekunden einatmen, vier Sekunden halten, vier Sekunden ausatmen, vier Sekunden halten. Dann von vorn. Ich rieche in meinem Schlafsack noch den Rauch des Grubenfeuers vergangener Tage. Rechts von mir strahlt die Wärme der aufgeheizten Fahrzeuge ab. Irgendwo zwischen Reifen und Motorhaube habe ich mir meine Nische gesucht. Nie habe ich besser geschlafen als unter dem Himmel Afrikas. Und nie wurde mein Schlaf so wachsam begleitet.

Nur zwei Meter neben mir steht ein Kamerad und sieht die Welt im grünen Licht. Durch sein Nachtsichtgerät tastet er die Dunkelheit ab, scannt jede Bewegung, jeden Schatten. Er bewacht unseren Schlafplatz, während wir die Augen geschlossen haben. In dem Moment, in dem meine Lider zufallen, lege ich meine Sicherheit in seine Hände. Man sagt, Vertrauen brauche Zeit. Die haben wir nicht. Ich kenne diesen Kameraden seit neun Tagen. Neun Tage, sieben Shitbags, vier selbstgebaute Pick-ups. Vertrauen auf Befehl. Vertrauen, weil es keine Alternative gibt. Vertrauen, weil das System nur so roh funktioniert. Zwei Stunden tiefster Schlaf, dann bin ich dran. Brille zu mir. Rauf auf den TPz. Grüne Welt an. Hallo, kleiner Wüstenfuchs. Schön, dich hier zu sehen. Blick über die Wagenburg. Da drüben pisst einer, hier schnarcht jemand. Die Dunkelheit schärft das Gehör.

Am Horizont schiebt sich die Sonne mit einem sanften Leuchten in den Himmel. Es könnte friedlich, ja fast schon romantisch sein, wäre da nicht der drückende Kopfschmerz vom Gewicht der Nachtsichtbrille. Nie schmeckte Drei-in-eins-Tütenkaffee besser als kurz nach vier mit der Kälte der Wüste in den Knochen.

Ich wusste lange nicht, wie er tatsächlich heißt. Alle nannten ihn »Moskau«, allein wegen seines gerollten »R«, das in jedem Satz mitmarschierte. Moskau war massiv. Unglaublich massiv. Wenn du dir einen Soldaten vorstellen möchtest, dann ihn. Sein ganzer Körper ein laufender Muskel. Er war smart und zwischen all den Stunden Warten und Verharren einer meiner liebsten Gesprächspartner. Als Ärztin im Bundeswehrkrankenhaus ist der Alltag im Kasack der Notaufnahme ein anderer als der der kämpfenden Truppe.

In den Wochen der Einsatzvorbereitung und später über Monate im Ausland hast du die seltene Chance, mit Menschen zusammenzukommen, die dir im zivilen Alltag nie begegnen würden. Einsätze überstehst du nicht als Einzelgängerin. In meinem Verständnis auch nicht über Hierarchie. Das ist das Wundersame an meiner Rolle. Ich bin die Ärztin. Die Vertraute. Nicht die, die eine Kompanie führt, selbst wenn mein Dienstgrad das hergeben würde. Ich muss nicht beurteilen, nicht bewerten, nicht begutachten. Das brachte mich nah heran. Ohne die Distanz eines klassischen Vorgesetztenverhältnisses. Mit den meisten war ich per Du. Über die Zeit sieht dich deine Kompanie in den intimsten Momenten. In tiefster Müdigkeit. Mit Sorge im Blick. Und fast nie wirklich allein. Ich war nie eine Freundin aufgesetzter Distanzen. Der Mannschaftsdienstgrad neben mir rettet mir im Zweifel den Arsch. Oder ich ihm. Ich will wissen, was die Menschen beschäftigt. Wo ihre Köpfe sind. Ich will die Sorgen meines Teams kennen, um einschätzen zu können, wann sie Entlastung brauchen. Oder ob sie überhaupt noch bei der Sache sind.

Dass diese Einstellung mir in weiteren Einsätzen noch zusetzen würde, war mir damals nicht bewusst. Soldatentum ist immer auch gemeinsames Durchstehen. Also standen Moskau und ich erst einmal den klammen Morgen durch. Wir haben uns angewöhnt, aus den vakuumierten Tagesrationen das Bestmögliche an Geschmack herauszuholen. Das Zeug hält länger als manche Ehen. Wenn du es heute einlagerst, hat dein Kind im Wehrdienst noch was davon. Wir kredenzten uns schlecht bekömmliche Knoblauch-Kochwurst-

Häppchen und versuchten, das Dosenbrot mit Schmierkäse aus der braunen Quetschtüte irgendwie genießbar zu machen. Das normale Leben hatte keinen Plan für uns. Und jetzt, mitten im roten Sand, schmatzen wir angekokelte Analogkäsebrote.

Ich bin kein Moskau, auch wenn der Unwissende Soldaten gern in einen Topf wirft. In den Köpfen derer ohne Bezug zum Militär existiert vor allem das Bild des Kämpfers. Mit Kämpfen allerdings hat mein Alltag in Berlin wenig zu tun. Manchmal fühlt es sich wie ein anderes Leben an, dessen Sprache ich viel zu lange nicht gesprochen habe, wenn ich in einer Befehlsausgabe stehe. Und doch vertrauen wir auf unsere gleichen und zugleich so unterschiedlichen Ausbildungen. Wir teilen Sonnenaufgänge und ein paar Jahre später sogar die Sprechstunde in Berlin. Das Leben vernetzt sich in diesem System. Du lernst, dein eigenes Richtig nicht so wichtig zu nehmen, wenn es um das große Ganze geht. Du lernst, Meinungen auszuhalten, die du anhand einer Schlagzeile in der Springerpresse vielleicht längst abgekanzelt hättest. Angst ist für alle gleich. Egal welcher Herkunft. Egal welcher politischen Einstellung. In keinem meiner Auslandseinsätze hatte ich wirklich große Angst. Vielleicht wegen Menschen wie Moskau an meiner Seite. Was kommt, wird kommen. Ich kann es nicht ändern. Diese gewisse Gleichgültigkeit stößt Jahre später an ihre Grenzen, wenn die Nachrichten deine alten Einsatzländer wieder in die Schlagzeilen holen. Wofür das Ganze? Damit Jahre später Russland dort steht, wo wir einmal standen?

Diese Auslandseinsätze prägen uns, ohne dass wir das immer bewusst wahrnehmen. Ich habe Kameraden an die Hand genommen, die nachts nicht mehr allein durchs Lager gehen konnten, weil frühere Einsätze Spuren an ihnen hinterlassen hatten. Angststörungen zeigen sich teils so überwältigend, dass die Panikattacke gar nicht als solche erkannt wird, weil sie in Wut und Atemlosigkeit untergeht. Ausgelöst durch Bilder, die sich nicht abschütteln lassen. Hinter jedem Container vermuten sie eine Bedrohung. Und du fängst sie auf. Du bist die Ärztin. Wenn jemand nicht weiterweiß, kommt er zu dir. Also regulierst du dich für die Stabilität der anderen, auch wenn es selbst in dir arbeitet.

Ich weiß nicht, wie viele Kameraden ich durch die Einsätze verloren habe. Dienstunfähig wegen Einsatz. Panik im Notarztdienst beim Knallen einer Tür und Menschen, versteckt hinter den Betten auf der Intensivstation beim Anblick der schweren Blutung. Etliche sind ausgeschieden, manche nicht mehr in der Medizin tätig. Für sie war das Nachhausekommen nicht die erhoffte Erleichterung. Der sichere Arbeitsplatz in Deutschland fühlte sich plötzlich nicht mehr richtig an. In der Ferne hatten sie etwas verloren, was das Zuhause nicht mehr funktionieren ließ. Diese eine Kollegin war vier Mal in Afghanistan gewesen. Oder öfter? Irgendwann werden die Monate nicht mehr gezählt. Sie war mein Vorbild, der Grund, warum ich selbst in den Einsatzpool gegangen bin. Wir verpflichteten uns für drei Jahre, wann immer etwas kommt, bereit zu sein. Egal wie lange Vorlauf, egal wie kurzfristig. Wir waren bereit, durchgeimpft, überprüft und medizinisch durchleuchtet. Nur kam sie nicht mehr wieder, zumindest nicht so, wie ich sie kannte. Da war dieser Schleier, den sie nicht abschütteln konnte. Sie funktionierte im Einsatz. Ich sah sie wach. Sie war immer klar, immer stark, immer vorne dabei. Dann veränderte sich ihr Ton. Sie war Soldatin mit Herzblut und ist jetzt Soldatin mit Dienstunfähigkeit.

Soldatentum ist mehr als ein Beruf. Was geschieht, wenn sich das Leben nicht mehr lebbar anfühlt und die Belastung dauerhaft zu hoch ist, habe ich als Anderssein bei meinen Kameraden erlebt. Du bist die Nummer im System und deine Wiedereingliederung ist das Weitermachen wie gehabt. Narkosegerät an. Bewusstsein aus. Funktionieren und geführt werden von Vorgesetzten, deren letzter Einsatz Jahrzehnte zurückliegt. Die mit den dicksten Sternen auf der Schulter sind selten die, die die Last der schweren Rucksäcke getragen haben. Oder vierhundertzweiundsechzig Tage in der Hitze fremder Länder gedient haben. Sie befehlen Menschen, in deren Stiefeln sie nie gegangen sind. Und irgendwo dazwischen steht die Soldatin, die gerade erst gelernt hat, mit den Bildern in sich zu leben. Jeder Soldat ist Mensch. Auch dann, wenn das System ihn als Dienstposten führt.

Aber manchmal gibt es Einsätze, die etwas vom Menschlichen nehmen. Stück für Stück geht die Empfindsamkeit und Leichtigkeit, manchmal sogar Hoffnung. Es bleibt eine Hülle in Uniform. Funktionierend, aber leer.

Gerade im medizinischen Bereich ist das spürbar. Fähige, engagierte Ärztinnen verlassen das System. Sie wissen genau, was das bedeutet. Weniger Personal für die Verbleibenden. Mehr Belastung für Kolleginnen. Längere Wartezeiten für Patientinnen. Mehr Druck auf allen Ebenen. Oft auch finanzielle Unsicherheit für sie selbst.

Dennoch gehen sie. Weil sie sich nicht gesehen fühlen. Weil ihre Erschöpfung relativiert wird. Weil ihre Nöte als individuelle Schwäche gedeutet werden statt als strukturelles Problem. Ein System, das kaum Raum für Menschlichkeit lässt, verliert auf Dauer genau die Menschen, die es mit Leben füllen.

Das Tragische daran ist, dass es oft nicht an fehlender Einsatzbereitschaft liegt. Sondern an fehlender Resonanz derer, die die Belastung befehlen. Ich habe erlebt, wie viel sich tragen lässt, solange jemand hinschaut, zuhört und Verantwortung mitträgt. Fehlt dieses Gefühl, zerbricht selbst der stärkste Idealismus. Jeder Einsatz trägt Gefahr in sich. Wir Soldaten stehen in der Verantwortung des Parlaments. Du bestimmst das Parlament. Meine Sicherheit für deine. Die Gefechtsmedaille an der Ordensspange meiner Brust ist die Erinnerung an dieses andere Leben, irgendwo in den Konfliktregionen der Welt. Wohin auch immer du uns schicken wirst. Menschen haben Angst. 23-jährige Kameraden, die zum ersten Mal sehen, wie eine Rakete auf sie zufliegt. Gesichter, aus denen jede Farbe weicht. Panik, die sich im Körper festsetzt. Und dann stehst du da, atmest ruhig, sprichst klar, gibst denen Halt, denen gerade der Kackestift in die Hose gerutscht ist und versuchst, deine eigene Angst zu unterdrücken. Vier Sekunden einatmen. Luft anhalten. Ausatmen. Du moderierst die Angst, damit sie nicht die Kontrolle übernimmt. Also ja, wähle klug. Wir Soldaten gehen in Einsätze, die das Parlament beschließt. Du bestimmst mit deiner Stimme, wer dort sitzt. Wir vertreten dieses Land an Orten, die viele nicht einmal auf der Karte zeigen könnten. Das geschieht mit der Legitimation unserer Politik.

Als Offizierin kann ich mir kein Desinteresse an Politik leisten. Ich trage ihre Entscheidungen am eigenen Körper. Ich hätte nie gedacht, dass ich einmal den Konservatismus verteidigen würde. Doch es ist ein Unterschied, ob man konservativ für Stabilität, Verlässlichkeit und Verantwortung einsteht oder ob man sich von Populismus treiben lässt. Stabilität gibt es nicht umsonst. Liberale Entwicklung wächst nur in einem Gefüge, das sich selbst unterhalten kann.

Wenn sich diese Säule aufweicht und die Sprache der Krakeelenden übernommen wird, werden wir blind für die eigentlichen Themen unserer Gesellschaft. Geschrien wird eine Lüge nicht wahrer. Polemik ersetzt keine Strategie. Und am Ende tragen andere die Konsequenzen. Soldaten. Polizisten. Menschen, die ihre Arbeitskraft, ihre psychische Gesundheit, manchmal ihr Leben einsetzen. Für was? Für politische Kurzsichtigkeit? Zu hinterfragen, wohin wir Energie und Ressourcen lenken, gehört zu einer aufrichtigen Gesellschaft dazu.

Meine kalten Hände umklammern den Thermobecher. Darin kein Drei-in-eins-Gesöff, sondern der gute, frisch gemahlene und aufgebrühte Doppelte. 19 Gramm, kräftiger Tamperdruck und feinperlig aufgeschäumte Milch. Mein privater Genussmoment, gemacht von meinem Berliner Genussmenschen. Die U-Bahn hält. Türen öffnen sich. Menschen steigen aus und gehen weiter in ihren Alltag. Ich bleibe sitzen und merke, wie sehr ich das vermissen kann. Dieses banale Geräusch der einfahrenden Wagons oder das lästige Quietschen der Türen. Menschen, die sich über Verspätungen beschweren, als wären sie das größte Problem der Welt. Nach Auslandseinsätzen ist selbst Normalität anstrengend. Die Leichtigkeit des Alltags will erst wieder erlernt werden, denn der Körper braucht Zeit, um zu begreifen, dass er gerade nicht fürs Überleben funktionieren muss.

Meinen ersten toten Soldaten habe ich in Mali erlebt. Ein Franzose starb nach einem Granatwerferangriff auf das Camp der französischen Operation in Gao. Eine verdammte, billige Rakete, leicht zu bedienen und aus der Distanz abgefeuert. Genug Sprengkraft, um den Körper des jungen Bengels in Sekunden zu zerfetzen. Das alles passierte an einem ansonsten vollkommen normalen, geradezu unbedeutenden Tag. Die Nachricht schrumpfte auf dem Weg nach Deutschland zu einer Randnotiz auf dem Bildschirm einer U-Bahn, so wie der, in der ich jetzt sitze. Menschen steigen ein und Menschen steigen aus. Jemand telefoniert. Jemand anderes ärgert sich über den Fahrplan. Normalität ist ein Geräusch, an das man sich gewöhnen muss.

Dass ich zur Bundeswehr gegangen bin, fühlt sich für mich wie eine Fortsetzung meines Lebens im Ehrenamt an. Es war die nächste Stufe von Verantwortung. Die Ukraine kannte ich aus gemeinsamen Projekten mit dem Roten Kreuz. Ich war in einer Stadt, die es so heute nicht mehr gibt. Charkiw im Osten an der Grenze zu Russland ist jetzt völlig zerbombt. Ich erinnere mich an diesen unglaublich kalten Februar. Ständig habe ich dort gefroren. Diese kurze Zeit so weit weg von meinem Gefühl der Heimat machte mir zum ersten Mal klar, wie faul wir Freiheit einfach hinnehmen. Ich denke zurück an das ewige Frösteln in meinen Knochen und irgendwie steigt mir dabei immer noch der Geruch von Blini und Chlor in die Nase.

Für mich waren das damals surreale Eindrücke im Kinderheim, das unter einer dicken Decke Schnee lag. Ich konnte nicht verarbeiten, was ich da sah. Die Kleider der Mädchen wirkten fremd und die geputzten Räume rochen so streng nach chemisch blank gewienerter Ordnung. Freiheit war für mich damals schon das Gefühl der Aussprache. Doch dort fehlten mir die Worte. Ich war viel zu jung, als dass ich damit wirklich umgehen konnte. So bewertete ich ein Land mit dem verschobenen Blick einer Jugendlichen, die nie ein Sozialsystem außerhalb Mitteleuropas erlebt hatte. Engagement war gekoppelt an Verbesserung. Ich gebe meine Mühe und Dinge werden besser. Jetzt, mehr als 20 Jahre später, ist jeder Frost im Winter eine Erinnerung an diese Kälte. An den Schmerz frierender Hände. An die Soldaten in den Gräben. Ich denke an die Menschen in der Ukraine, die mir im 18. Stock ein Zuhause gaben. Zwischen den Erinnerungen einer anderen Kindheit wohnte ich bei dieser Familie, zu der ich seit Jahren keinen Kontakt mehr habe. Und doch ist sie mir so nah geblieben.

Zum ersten Mal habe ich begriffen, in welchem System wir hier in Deutschland unseren Alltag verbringen. Wie selbstverständlich Sicherheit und Versorgung für uns sind. Demokratie versinkt in der Achtlosigkeit des Trotts. Wir haben keine Zeit für das Unvorstellbare. In meiner Jugend gingen wir gegen den »Bunker« auf die Straße, ein Sammelbecken rechter Ideologien der Nachwendezeit. Wir schlugen uns freiwillig die Wochenenden um die Ohren, um Gedenkstätten zu besuchen. Nie hätten wir damals gedacht, dass das, was »never again« geschehen soll, einmal in unserem Bundestag sitzen würde.

Politik war mir nie egal. »Ist mir egal« funktioniert auf dem Dorf nicht, weil das bedeutet, dass niemand auf deine Nachbarin aufpasst oder im Notfall die Feuerwehr nicht kommt. »Ist mir egal« bringt deinen Kindern nicht das Schwimmen bei. Aber »Ist mir egal« holt Faschos in den Bundestag. Und »Ist mir egal« schickt mich mit der Bundeswehr auf Einsätze. Damals, fast an der Grenze zu Russland, hatte ich keine Ahnung, was Gleichgültigkeit machen kann. Erst als ich vor mehr als zehn Jahren die ersten Soldaten aus den Grenzregionen der Ukraine im Bundeswehrkrankenhaus behandelte, bekam ich eine Idee davon. Ich hatte nicht den Hauch einer Vorstellung, woher die Verstümmelungen kamen, die ich an den jungen Bengeln sah, wie sie mit Kippe im Mundwinkel im Krankenhausgarten standen. »Ist mir egal« macht keine Presse und die Gewalt, so weit weg im Osten, war die Mühe einer Nachricht nicht wert.

Meine Karriere als Militärärztin ist sicher auch der Art geschuldet, wie ich groß geworden bin. Und vielleicht diesem unverblümten Idealismus, dass Mühe etwas zusammenhalten kann. Dann denke ich an die Nächte in der Wüste, um vier Uhr morgens, allein im Schein der Einsatzlichter, weit weg von dieser bequemen Welt. Da gibt es keine Auswahl, keine Bequemlichkeit, keinen Raum, über die Ethik deines Essens oder das Tierwohl nachzudenken. Du nimmst, was du bekommst. Weil Fleisch ein Luxusgut ist, isst du es, wenn es dir angeboten wird.

Doch dann kommst du zurück in diese Gesellschaft des Überflusses. Alles ist verfügbar und steht in den übervollen Regalen zur Auswahl. Vegan, vegetarisch, bio. Ich kann mich damit auseinandersetzen, weil ich nicht ums Überleben kämpfe. Die Spitze der moralischen Pyramide steht nur zur Diskussion, wenn die Basis erfüllt ist. Keine existenziellen Ängste blockieren mein Denken. Ich habe die Freiheit zu entscheiden und kann mir den Luxus leisten, mir Gedanken über die Natur und faire Anbaubedingungen zu machen.

Wenn du hingegen ums Überleben kämpfst, denkst du nicht darüber nach, welche Mikronährstoffe du zu dir genommen hast, wie viele Schritte du am Tag gegangen bist oder ob das gute Fleisch freundlich geschlachtet wurde. Manche Menschen leben permanent in diesem Modus. Moralische Diskurse, ethische Debatten – das ist Luxus. Lifestyle-Entscheidungen, die in guter Absicht getroffen werden und je nach Bubble sogar zur Norm gehören, stoßen deshalb andernorts auf Befremdung. Im Ausland habe ich beispielsweise oft ziemlich gedankenlos gesagt, dass ich kein Fleisch esse. Das wurde nicht immer verstanden. Fleisch ist Energie. Fleisch sättigt. Fleisch hält dich am Laufen. Mich bewusst dagegen zu entscheiden, war mein Privileg. Ich konnte verzichten, weil ich Alternativen hatte. Wer nicht wählen kann, versucht mit dem zu überleben, was da ist.

Das Wort »Kameradschaft« klang für mich lange nicht gut. Im Osten der 90er-Jahre hatte das immer diese rechte politische Färbung. Der Begriff »Kamerad« war für mich anachronistisch, nichts, womit ich mich identifizieren wollte. Ich hätte nie gedacht, dass sich meine Beziehung zu diesem Wort einmal so grundlegend verändern würde. Im Einsatz habe ich verstanden, was Kameradschaft jenseits jeder Ideologie bedeutet: Menschen, die dir vorher vollkommen fremd waren und plötzlich dein engstes Umfeld sind. Intimität reduziert sich auf Momente, die im zivilen Leben kaum vorstellbar wären. Morgens hinter einem Panzer zu sitzen, mit nichts als einem Kackeimer, zwei Minuten Privatsphäre im Sonnenaufgang, mehr Rückzugsort gibt es nicht. 14 Tage draußen, irgendwo im Nirgendwo, fern jeder gewohnten Struktur. Ob du willst oder nicht, du wirst Freund auf Befehl.

Kameraden gehen miteinander durch Situationen, in denen private Unterschiede keine Rolle spielen. Menschen, denen ich im zivilen Leben vermutlich nie begegnet wäre, stehen plötzlich neben mir. Und ich merke, wie groß die Differenzen sind. Du bist alles, was ich nicht bin, und ich bin alles, was du nicht bist. Trotzdem stehen wir für dasselbe ein, weil es unser Auftrag ist. Ein erweitertes Level von Nähe. Das Miteinander ist so intensiv, dass quasi automatisch in jedem Einsatz Romanzen entstehen. Jedes Kontingent hat seine Liebeleien. Das gehört zur Wahrheit dazu. Meist halten sie in der Heimat nicht länger als ein paar Wochen. Dann holt uns die Realität wieder ein. Was bleibt, ist dieses wahnsinnige Vertrauen. Egal wie hart wir uns gestritten haben, egal wie oft wir nicht einer Meinung waren, fürs Team hätten wir alles gegeben. Wir sammelten die kleinsten Momente ein, um füreinander da zu sein. Coke Zero ist im Einsatz immer Mangelware. Mit diesen dämlichen Dosen wurde so ziemlich alles gedealt. Ein repariertes Sprechfunk-Headset: eine Palette. Einmal Akupunktur gegen Kreuzschmerz: ein Sixpack. Dem Kameraden die Nachtwache versüßen: eine Dose, aufmerksam auf seinem Sitz platziert. Coke Zero ist die kleine Insel Happiness zwischen sieben Litern Wasser am Tag, um die Hitze irgendwie zu überstehen. Und dieses kleine Glück wird geteilt.

Geteilt wird eigentlich alles. Anders geht es gar nicht. Besonders wenn man acht Stunden am Tag auf kleinstem Raum in den Panzer gesperrt ist und so ziemlich jede Körperausdünstung miterlebt. Mein Platz war ganz hinten im Fuchs, in diesem engen, metallenen Raum, der eher an den Innenraum eines Transporters erinnert, nur schwerer, gedrungener und ohne jede Weite für meinen Blick. Neben mir befand sich der Motorblock wie ein massiver Kasten, der mich warm und rumpelnd von meinem Kommandanten und der Fahrerin trennte. Neben dem Motor ein schmaler Kriechgang, so eng, dass selbst ich mich nicht durchzwängen konnte. Zwischen Behandlungstrage und Beatmungsgerät blieb kaum Raum für Bewegung. Alles war fest verbaut, nichts gab nach.

Hinter mir verriegelte mein Kommandant die schweren Türen. Sie schlossen mit einem dumpfen Geräusch. Durch ihren ungünstigen Öffnungswinkel und die schwergängigen Riegel kam man von innen kaum allein wieder hinaus. Ich verschloss dann den Stahlvorhang vor diesem klitzekleinen Fenster. Scheibenbeschussklappe zu, Licht so gut wie aus. Oberluke offen bin ich praktisch nie gefahren. Der Staub kroch ohnehin in jede Ritze. Überall hing dieses Rot. Unerträglich, wenn ich oben aus dem Ausguck nach draußen blickte. Helm auf. Weste an. Eingeklemmt in die Panzerung der engen Luke. Der Ruß des dröhnenden Dieselmotors drückte mir ins Gesicht, mischte sich mit dem aufgewirbelten Staub. Alles zog nach innen. Immerhin war das hier eine kleine fahrende Intensivstation. Ich gab mir Mühe, diesen Kasten so gut wie möglich reinzuhalten. Undenkbar, wenn jeder winzige Spalt sofort vom Sand zerfressen wird.

Von meiner Umwelt bekam ich daher wenig mit. Zu selten waren die Momente am Ausguck. Also acht Stunden ich, mein Kopf, das meditative Brummen des 320-PS-Dieselmotors und die Gespräche mit meinen beiden Kameraden. Oberflächlichkeit hat bei so langer Nähe keine Chance. Wir kannten einander nach wenigen Tagen so gut, wie sich Menschen sonst nur über Jahre hinweg kennenlernen. Rasch wurde daraus ein absoluter Deep Talk. Wir redeten über die

Beziehungen der anderen, die schwierigen Liebeleien und das alltägliche Drama unseres doch eigentlich viel zu guten Lebens. Es gab keine Themen, die es nicht gab. Wir redeten über Gott und die Welt und schwiegen über Stunden. Gemeinsame Stille kann unglaublich verbinden. Genauso wie Lachen. Wir lachten über unseren Dünnschiss und über den Kameraden, der wegen Covid in ein extra Gebäude isoliert wurde, miteinander und übereinander. Gegenseitiges Dissen ist sehr unterhaltsam. Die beiden moderierten mir die Welt, die ich durch ihre Augen hörte. Sie beschrieben die dürren Ziegen, die wüsten Büsche, die karge Landschaft um uns herum. In der Hitze der brütenden Sonne heizten sich die Wände unseres Fuchses auf. Die Wärme strahlte in den Innenraum. So heiß, dass der Schweiß unaufhörlich den Rücken hinuntertropfte und sich im kratzigen Hosenbund der Combat-Kleidung sammelte. Am Abend, dann, wenn wir Schicht um Schicht ablegten, sahen wir die weißen Ränder, die wie Salzkarten in unsere Kleidung gezeichnet waren. Die Tage in der Wüste verflogen in dieser Parallelwelt weit weg von unserem normalen Leben. Wir waren eine Familie auf Zeit und wurden Freunde wider Willen.

Verbrannte Blini

»Einen wunderschönen guten Morgen in die Wüste! Die JOC kam gestern ganz schön ins Schwitzen mit den insgesamt 3 KFZ-Ausfällen. Um euch auf dem Laufenden zu halten … Russland hat heute Nacht die Ukraine angegriffen. Ich grüße euch ganz herzlich!! A. aus'm JOC Bunker«

240633Zfeb22. Der Krieg ist in Europa.

3 von 127. Drei Frauen. Zwei davon in unserem Panzer. Als Soldatin werde ich natürlich gefragt, wie das so ist im Einsatz und in der Bundeswehr und überhaupt mit den ganzen Männern. Dort, an den Orten, die wir vorher nicht einmal auf der Weltkarte benennen konnten, zieht sich ein wenig auch dein Geschlecht die Uniform an. Unter 20 Kilo Schutzausrüstung, Waffen und Helm verrät dich vielleicht noch der weniger breite Gang. Nichts davon entspricht mehr deiner sozial zugeschriebenen Geschlechterrolle. Das, was wir als fraulich lesen gelernt haben, verschwimmt im Militär. Garantiert nie ganz und eindeutig und sicherlich in der Wüste anders als im Kompaniegeschäftszimmer daheim. Hier nun aber, mit dem gleichen Staub an unseren Stiefeln, zählt die Soldatin. Nicht die Mutter. Nicht die Unternehmerin. Nicht die Ehefrau.

Vielleicht liegt darin der große Unterschied zur Heimat. Vieles wird plötzlich nichtig, wenn nur wenige Kilometer entfernt von dem Ort, an dem du Stellung beziehst, im Kontingent vor dir Kameraden angesprengt worden sind. Schwer verletzte Menschen. Gute Freunde involviert. Wir Soldaten kennen immer jemanden, den es getroffen hat. Körper kaputt. Seele brüchig. Und dann dieser

Blick ins Gelände. Friedlich im Sonnenuntergang. Als wäre nichts geschehen. In diesem Licht bekommt selbst die Gefahr eine fast romantische Färbung. Die Abende auf solchen tagelangen Touren sind geschäftig. Luftfilter vom Panzer werden durchgeblasen, Feldbetten aufgebaut und mit Mückendomen überspannt, Latrinen gebuddelt und Befehlsausgaben vorbereitet. Dann Besprechung der Kommandanten. Der Kompaniechef ist bis spät in die Nacht gebeugt über Kartenmaterial und Auswertungen der letzten Tage. Ab und an siehst du das Glimmen einer Zigarette in dieser Wagenburg. Die Wüste ist unglaublich still. Jedes Geräusch überträgt sich sofort auf weiter Flur. Luxus ist das kleine Schlafhörnchen unter dem müden Kopf.

Bei solchen Einsätzen gibt es immer einen Unterschied zwischen den »Drinnis«, die das Lager hüten, und denen, die stundenlang draußen in ihren gepanzerten Fahrzeugen sitzen und die Missionen fahren, die die Führung beauftragt. Es ist fast ein Ritual geworden, dass die, die im Camp bleiben, die Crew verabschieden, wenn es rausgeht. Auf der Platte sammeln sich die Fahrzeuge in Formation. Päckchen und Snacks werden zugesteckt, Coke-Zero-Dosen verstaut und alles für die nächsten Wochen außerhalb der halbwegs sicheren Zäune des Lagers vorbereitet. Egal wie früh eine Mission losging oder wie spät die Kameraden zurückkamen – wir waren da. Together in, together out. Wir winkten den anderen, so wie uns zugewunken wurde, wenn wir durch die Absperrungen und Hesco-Bags manövrierten.

Jede Abfahrt und jede Ankunft im Lager hatte ihre Tradition: Eines der Fahrzeuge durfte nach Weisung des Kompaniechefs ein Lied über den Kompaniefunk spielen. Ein kleines Ritual. Und doch voller Bedeutung. Umso schwerer traf es uns, wenn das nicht verstanden wurde. Wir hatten tatsächlich einmal eine Kompaniechefin, die zu keiner einzigen Ein- oder Ausfahrt erschien. »Was ist da schon dran?«, sagte sie. Wenn es etwas gibt, das wir als Offiziere und Soldaten nicht vergessen dürfen, dann dies: Wir sollten in denselben Schuhen laufen wie die, denen wir unsere Befehle geben.

Nur vergessen die, die über deine Gesundheit bestimmen, manchmal, wie viele Blasen solche Einsätze an den Haxen hinterlassen. Blasen oder Fußpilz. Der ewige Kampf, meist erfolglos, gegen die Grabenfüße der Soldaten. Fachärztin für Fußpilz, ich hab's ja gesagt. So richtig krank sind Soldaten im Einsatz selten. Entweder behandeln wir Bagatellen oder fahren das große Programm, wenn das, was wir Krieg nennen, über die Truppen kommt. Feuchte Socken und der ständige Juckreiz durch imprägnierte Wäsche sind das eine. Die fiesen Tropenkrankheiten das andere.

Nur einmal hat's mich wirklich hart getroffen. Wir bereiteten uns gerade für die nächste Mission vor, als mein ganzer Körper plötzlich teuflisch juckte. Mitten in der Nacht, kurz vor zwei, schlich ich mich aus meinem Container, um meine Kameradin nicht zu wecken. Licht an in den Gemeinschaftsklos und das Ausmaß wurde sichtbar: über den gesamten Körper verteilt ein dunkelroter Ausschlag. Bis an den kleinsten Zeh hatten sich die widerlichen Pusteln verbreitet. Jede Bewegung war eine Qual, da sich die kratzenden Flächen an den Innenseiten meiner Oberschenkel aneinanderrieben. Die Arme hätte ich am liebsten durchgängig seitlich weggestreckt, um den Kontakt meiner Oberarme mit den Rippen zu vermeiden. Auch meine Ohren waren dicht, sodass ich nichts hören konnte. Kurzum, mir ging es beschissen. Aber krank sein war keine Option. Wenn ich gesagt hätte, ich fahre nicht mit, wäre die Mission damit beendet gewesen. Wir stellten den einzigen Arzttrupp für die Ground-Defense-Tour. Ohne Ärztin rührt sich das Ding nicht vom Fleck. Also raffte ich mich auf, disziplinierte meine kratzenden Finger und meinen durchdrehenden Kopf.

Mitten in der Mission, viel zu weit weg vom Lager, platzte ein Reifen des Panzers. Zu dritt mussten wir dieses circa 120 Kilo schwere Ding wechseln. Mir ging es nicht gut, ich quälte mich mit Schüttelfrost und einer unbändigen Müdigkeit, hörte schlecht und alles juckte. Jeder Schritt war einer zu viel und kostete Mühe, nur um überhaupt zu funktionieren. Und doch fühlte sich diese Müdigkeit nicht anders an als die unendliche Schwere in den Diensten mitten in der Nacht. Wir Medizinerinnen kennen das Gefühl, wir wissen darum, und wir wissen auch, dass nichts hilft, außer weiterzumachen. Man macht es, weil man keine andere Wahl hat.

Zurück im Camp war ich so drüber, dass ich mir im Klinikzelt bei meiner Stubenkameradin einen Shot Anti-Juck holte. Das hat mich komplett ausgeknockt. Was sich auch immer in dieser Spritze befand, ich war weg. Vollkommen aus den Socken gehauen lag ich grau auf der Ho-Chi-Minh-Karre und lauschte dem Summen in meinen Ohren. Erst später reimte ich mir zusammen, dass es eine Hautreaktion auf eine Covid-Infektion gewesen sein musste. Typische Symptome hatte ich keine. Nach einem Tag, nahezu im Delirium, war das Ganze durch, bevor ich überhaupt daran denken konnte, gezielt nach einer Infektion zu suchen.

Bei Auslandseinsätzen stellt man sich zwangsläufig die Frage nach dem Warum: Was ist das größere Ganze, dem wir dienen? Natürlich kann ich das meinen Soldaten geopolitisch erklären, mit Sicherheitsarchitektur, wirtschaftlicher Stabilität und internationalen Netzwerken. Gerade jetzt, in einer Zeit, in der sich diese Strukturen spürbar verschieben, sind solche Gedanken besonders präsent. Für mich wurde die Antwort allerdings sehr persönlich.

Als junge Ärztin war ich extrem getrieben, fachlich so schnell wie möglich so gut wie möglich zu werden. Das hat mich viel Kraft gekostet und ich würde niemandem empfehlen, diesen Weg genauso kompromisslos zu gehen. Die endlosen Überstunden und eine frühe und harte Selbstdisziplin in meiner ärztlichen Ausbildung sind nichts anderes als das Resultat der immensen Erwartungshaltung an uns junge Militärmedizinerinnen. Dahinter stand ein einfacher Gedanke: Das Leben meiner Kameraden ist kein abstrakter Wert. Sie legen ihre Gesundheit, ihre Zukunft und die Hoffnung, wieder heil zurückzukehren, in unsere Hände. Das Schicksal kann man nicht immer verhindern. Aber ich wollte nicht, dass die Qualität meiner Arbeit von meinen Jahren an Berufserfahrung abhängt. Auf dem Papier habe ich die gleichen Aufgaben und Pflichten wie die altgediente Notfallmedizinerin in meinem Kollegium. Wir Jungen tragen die gleiche Verantwortung. Also wollte ich ihr auch fachlich gerecht werden.

Dieser Leistungsanspruch war nie nur Ehrgeiz, sondern gerade bei uns, den Ärztinnen im Einsatzpool, so eine Art natürlicher Drive. Da kommst du nur rein, wenn dein Vorgesetzter dich für geeignet hält, und der Weg dorthin ist dauerhaft nah an der Überforderung. An dieser Stelle hängt viel, auch privat. Normalerweise werden Sanitätsoffiziere nach zwei Jahren Ausbildung am Bundeswehrkrankenhaus in die Truppe versetzt. Ob sie Neurochirurgie machen wollen oder nicht, spielt keine Rolle. Du wirst Truppenärztin. Fachärztin für all das, was sich vor Truppenplatzaufenthalten drückt, und für die psychosozialen Herausforderungen viel zu junger Soldaten, die viel zu weit weg von zu Hause irgendwo im Nirgendwo ihr Leben leben sollen. Du schreibst Überweisungen, anstatt die zu sein, an die überwiesen wird. Sind wir ehrlich: Die Soldatenpopulation ist eine erstaunlich gesunde Masse. Zu jung oder richtig alt gibt es nicht, und die, die richtig krank sind, werden gar nicht erst in Dienst gestellt oder irgendwann entlassen. Wenn du das Dasein als Truppenarzt umgehen willst, bewirbst du dich für den Einsatzpool oder gehst in eine spezialisiertere Richtung. Flugmedizin zum Beispiel. Oder zur Marine als Schiffsärztin. Obwohl ich meine Fallschirmsprungausbildung schon im Studium absolviert hatte, wollte ich nie zu diesen Einheiten gehen. Ich kannte den Alltag dort und mir fehlte dabei einfach zu sehr die Medizin.

Also blieb mir nur, mich in diesen zwei Klinikjahren so zu beweisen und fachlich so gut zu werden, dass ich in den Einsatzpool übernommen werde und am Bundeswehrkrankenhaus bleiben darf. Immer auf Lehrgang. Immer unter Beobachtung. Immer auf dem Sprung. Selten mehr als zwei Wochen am Stück frei. Privatleben on hold. Eine Existenz im Dauerlauf. Akut bemüht, an den Kompetenzen zu feilen, auf die die anderen vertrauen. In den Ausbildungen wurden wir mit Bildern gefüttert. Anschläge. Selbstgebastelte Bomben. Wir liefen durch Parcoursanlagen und suchten nach Sprengfallen. Wir schleppten 80 Kilo schwere Phantome durch den Wald, während über uns simuliertes Sperrfeuer dröhnte. Aus den Lautsprechern schrien Stimmen: »I can't breathe!«, »I am bleeding!« Tourniquet anlegen. Atemwege freihalten. Deckung suchen. Taktische Medizin ist dreckig und körperlich belastend. Von allen wird das Gleiche erwartet. Wir tragen das gleiche Gepäck. Und wir tragen das gleiche Gewicht der Verwundeten.

Ich verstehe, warum einige meiner Kollegen mit dem Kopf nicht mehr nach Hause gekommen sind. Das Kapitel, so viele Kilometer weg von unserer Heimeligkeit, lässt sich nicht einfach schließen. Die Einsätze haben meinen Blick auf die Dinge verändert. Es ist etwas anderes, wenn du selbst plötzlich am Schauplatz der Nachrichten stehst und zur personifizierten Entscheidung der gehobenen Hände in unserem Parlament und den Wählerstimmen zu Hause wirst. Die Last des Rucksacks wiegt weniger schwer, wenn du diesen Abschnitt deines Lebens als Ergänzung siehst, statt dich davon verschlingen zu lassen.

Ich habe andere Kulturen erlebt, andere Vorstellungen von Körper, Würde und Sichtbarkeit, und dabei gesehen, wie Frauen in Gesellschaften leben, in denen Wahlfreiheit kein selbstverständliches Gut ist. Das macht einem die eigene Realität plötzlich sehr bewusst. Teilhabe ist kein Automatismus, sondern ein Privileg und eine Verpflichtung. Indem wir erleben, wie fragil gesellschaftliche Strukturen sein können, begreifen wir, dass sie sich nicht von selbst erhalten. Wir dürfen uns nicht in Lethargie verlieren. Nicht nur gemäß Dienstplan funktionieren. Nicht in Überarbeitung erschöpfen für Karrieren, die am Ende selten halten, was sie versprechen. Die eigentliche Frage lautet nicht, wie weit wir aufsteigen. Sondern ob wir uns als Teil dieser Gesellschaft verstehen, solange wir die Freiheit haben, sie mitzutragen. Wie frevelhaft es ist, dass wir Ärztinnen unendlich viele Stunden überarbeitet durchstehen und die Überarbeitung uns am Ende lähmt, weil keine Kraft mehr für Veränderung bleibt. Diese Erkenntnis war für mich einer der wertvollsten Aspekte meiner Einsätze. Sie haben mir gezeigt, dass Stabilität kein selbstverständlicher Zustand ist, sondern sich aus unserer Teilhabe am Diskurs ergibt. Jeden Tag aufs Neue. Und für mich ein Grund, um mich gegen eine Zukunft bei der Bundeswehr zu entscheiden.

Die Einsatzgebiete als Militärmedizinerin sind vielfältig. Mal in der sengenden Wüste, mal mitten im Meer. Man weiß nicht, wo man landet, sobald man sich einmal in den Pool eingetragen hat. Der Befehl kam spontan. Ich befand mich gerade in Washington auf einer militärmedizinischen Tagung. Nach Afghanistan und Mali stand für meinen dritten Einsatz lose im Raum, dass ich eine Kameradin ablösen würde, die sich bereits im Einsatz befand. Eine vage Möglichkeit, mehr nicht. Und dann kam die Nachricht. Wegen der Zeitverschiebung erreichte sie mich per WhatsApp von meiner Dienstplanerin. Ein nüchterner Text an einem Donnerstag zwischen Posterpräsentation und einer Vorlesung mit dem Titel »Battlefield Acupuncture« eines US-Kameraden. Zwei Sätze, vielleicht drei, und aus der theoretischen Option wurde ein Einsatzbefehl mit Notice to Move von vier Tagen. Am Samstag saß ich im Flieger zurück. Am Sonntag packte ich meine sieben Sachen. Am Montag bestand ich den Medical Check. Am Dienstag war ich eingeschifft.

Entscheidungen, die im zivilen Leben Wochen brauchen würden, schrumpfen hier auf Stunden zusammen. Das System wirkt nach außen starr, durchreguliert, hierarchisch. Und doch verlangt es in entscheidenden Momenten absolute Beweglichkeit. Spontanität in einem scheinbar unbeweglichen Gefüge. Man funktioniert. Man organisiert. Man verabschiedet sich. Man schaltet innerlich um. Zwischen Konferenzsaal in Washington und Einsatzrealität liegen manchmal nur wenige Tage. Und dazwischen ist kein Raum für Zweifel, sondern nur für Klarheit.

Einsatzsoldatinnen leben immer ein Stück weit mit gepackten Koffern. Eine gewisse Grundbereitschaft gehört dazu, innerlich wie äußerlich. Und doch ist so eine Hauruck-Aktion jedes Mal eine kleine logistische Meisterleistung. Von einem Moment auf den anderen müssen wir unseren gesamten Alltag neu sortieren. Meine Patientinnen in der Praxis wurden informiert, Termine verschoben, langfristige Planungen umgestellt. Ich rechnete mit Unmut und zumindest vereinzelt mit Unverständnis. Stattdessen erlebte ich etwas, das mich tief berührte: Keine beschwerte sich. Alle reagierten mit bemerkenswerter Selbstverständlichkeit. Sie wussten, dass ich Ärztin bin, aber eben auch Soldatin. Und dass dieser Teil meines Lebens bedeutet, manchmal auf unbestimmte Zeit nicht verfügbar zu sein.

Freunde und Familie sortierten Gepäck, suchten Dokumente zusammen, kauften noch fehlende Dinge, während ich versuchte, meinen Kopf zu ordnen. Auslandserfahrung hatte ich bereits gesammelt. Ich war mehrfach im Einsatz gewesen, weswegen ich über eine recht umfangreiche spezifische Ausbildung verfügte. Die Kurzfristigkeit meiner Abordnung hatte nun genau diesen Hintergrund. Ich kann dabei nicht ganz von der Hand weisen, dass das »Du bist die Einzige, die alle Qualifikationen hat und einsatzbereit ist« auch ein wenig eine Schutzbehauptung derer war, denen schlicht der Stift vor diesem Einsatz ging. Die vorigen Missionen, ob nun in Mali oder Afghanistan und Co, hatten sich gut abschätzen lassen. Fachärztinnen, wie ich inzwischen eine war, blieben meist im Camp. Die Kolleginnen in Weiterbildung setzte man dagegen in die Hubschrauber zur Versorgung angesprengter Kameraden oder schickte sie mit der Truppe im Panzer in die Wüste. Im Camp war man zwar auch nie wirklich sicher, aber sicherer als vor den Hesco-Wällen der multinationalen Lager.

Auf einem Schiff ist das anders. Dort sitzen alle – im wahrsten Sinne – im selben Boot. Ich sollte nun zum »de facto ersten Kampfeinsatz der Marine seit dem Zweiten Weltkrieg«, wie der Reservistenverband später auf seiner Homepage titelte. Mir konnte also keiner erzählen, ich sei die einzige Fachärztin, die halbwegs alle Qualifikationen mitbringt, um auf diesen Kahn zu gehen. Eine Wahrheit ist auch: Militärmedizin steckt nicht in jeder Militärmedizinerin. So wenig, wie jede Soldatin Infanteristin ist. Nicht alle tragen ihre Uniform mit derselben Erfahrung. Für uns, die ehemaligen »Poolis«, inzwischen Fachärztinnen, die damals eine sehr bewusste Entscheidung getroffen hatten, war immer klar, dass wir schnell am scharfen Ende eines Einsatzes stehen können. Wenn du aber darauf verzichtet hast, wenn diese mentale Arbeit bei dir und deinem Team lange weggefallen ist, wirken plötzliche Lageänderungen bedrohlicher.

Die Marine legt deshalb bisweilen ein anderes Gefahrenverständnis an den Tag. Das hat weniger mit mangelnder Professionalität zu tun als mit der Art von Einsätzen, auf die sie bis vor einigen Jahren typischerweise gegangen ist. Monate auf See, in dieser Enge beieinander und ganz ohne Freunde und Familie, stellen eine eigene Form von Belastung dar, die sich nicht mit dem vergleichen lässt, was Heer und Luftwaffe in Afghanistan oder Mali erlebt haben. Dort war die Möglichkeit eines Gefechts jederzeit präsent. Diese unmittelbare Bedrohung prägte das Denken und Handeln. Auf See war die Lage lange eine andere. Anspruchsvoll und gewiss immer fordernd, aber ohne die ganz reale Erfahrung, selbst unter Feuer zu stehen. Erst mit den Einsätzen im Roten Meer hat sich das verändert. Flugkörper und Drohnen richteten sich gegen das Schiff und holten von einem Moment auf den anderen ein Gefühl an Bord, das ich bislang nur aus dem Staub vergangener Einsätze kannte. Dieser Eindruck lässt sich nicht vorher denken.

Ich konnte nie genau sagen, wer ich unter dieser Belastung sein würde. Vielleicht war da auch eine leise Hoffnung, die kleine Heldenvorstellung nicht ganz zu verlieren. Die, die man nie ausspricht, die aber irgendwo bei uns Rettern mitschwingt, wenn man sich für diesen Beruf entscheidet. Warum wir uns an Seilwinden hängen, über körperliche Grenzen gehen, ein Stück von uns geben, damit andere mehr von ihrem Leben behalten. Und gleichzeitig bleibt die Frage, ob man sich selbst wirklich kennt. Ob man weiß, wie man reagiert, wenn nagende Angst und lähmendes Versagen spürbar werden. Wenn Emotionen auf einen zurollen, die man so noch nie erlebt hat, die sich festsetzen und sich nicht mehr wegdenken lassen. Vielleicht sollte man die bewundern, die das früher erkennen. Die sich gar nicht erst auf dieses Experiment einlassen, nicht darauf warten, sich selbst in einem Moment zu begegnen, in dem der Tod näher scheint als das Leben. Für uns Ärztinnen ist es ein Leichtes, bei der medizinischen Begutachtung vor solchen Einsätzen das Kreuz neben »tauglich« oder »nicht tauglich« zu setzen. Eine Unterschrift, vielleicht von jemandem, mit dem du Jahre zuvor noch gemeinsam im Hörsaal gesessen hast. Ein wenig Macht in einem Kugelschreiber und die Einfachheit, sich der Belastung zu entziehen. Sich einzugestehen, dass genug manchmal einfach genug ist.

Als Ärztinnen haben wir einen ungewöhnlich breiten Blick auf die Bundeswehr, denn wir arbeiten mit fast jeder Truppengattung zusammen. Obwohl ich eigentlich eine Uniform der Luftwaffe trage, bin ich die meiste Zeit mit dem Heer unterwegs gewesen. Nun sollte ich also maritime Erfahrung sammeln. Meine bisherigen Einsatzorte waren geprägt von Hitze, Staub und einem Farbspektrum aus Grau, Braun und Rot. Landgebunden, viel zu trocken und für mein Gefühl immer noch irgendwie »weglaufbar«. Zumindest hatte ich den Eindruck, im Falle eines Ereignisses selbst handlungsfähig zu bleiben. Bald würde ein vollkommen neuer Abschnitt beginnen.

Bei der Marine wurde ich buchstäblich ins kalte Wasser geworfen, auch wenn ich glücklicherweise nicht über Bord ging. Meine maritime Erfahrung hatte sich bis dahin auf kleine Motorboote in der Kieler Förde oder die stürmische Atlantiktour als Schiffsärztin mit einer Schulklasse ein paar Jahre zuvor beschränkt. Ein paar Episoden derber Wellengang, ein bisschen Seeluft, mehr nicht.

Was mich nun erwartete, war eine andere Welt. Mit der Marine bin ich nie wirklich warm geworden. Ich wähle Berge vor dem Meer und den freien Blick in die Landschaft über jede Formation von Wasser. Das tiefe Brummen gepanzerter Fahrzeuge wirkte heimelig im Vergleich zu dem, was mich auf diesem Schiff erwartete. Ich hatte nun zwei Tage Zeit an Bord, um mich im Schnelldurchlauf in die Spezifika einweisen zu lassen. »Willkommen, sie, die als Offiziere verkleideter Karnevalsverein« – ah, okay, so spricht man also hier mit den Ärzten. Enge Gänge aus Stahl, dieses dauernde

Brummen der Maschinen, das durch den Körper ging, egal wo man stand. Leben im Schichtsystem, auf Raum, der sich immer eng und nie wirklich privat anfühlte. Kein Horizont aus Wüste oder Steppe, kein fester Boden unter den Füßen. Stattdessen Wasser in alle Richtungen und ein Schiff, das zugleich Arbeitsplatz, Schutzraum und Zuhause sein sollte. So dumm es klingt, ich hatte nicht einmal eine Ahnung, wie ich diese verdammten Schotten unter Überdruck öffne, ohne mir die Finger abzuscheren. Der ist aber enorm wichtig, damit gefährlicher Rauch, giftige Gase und Ungeziefer mit der Luft nach außen gedrängt werden können. Man lernt schnell, die Flossen aus den Schlitzen zu halten, wenn der zufallende Stahl keine Gnade kennt.

Im Vergleich zu meinen landgebundenen Einsätzen fühlte sich das wie ein Perspektivwechsel um 180 Grad an. Neue Abläufe, neue Abhängigkeiten, neue Dynamiken. Und wieder dieses Gefühl, ganz am Anfang zu stehen, nur wenige Tage vor dem ersten Angriff. Neu für mich war auch das »Sie«. Aus Mali und Afghanistan war ich das »Du« gewohnt. Das Förmliche verliert an Bedeutung, nachdem man sich einen Kackstuhl geteilt oder im gleichen Dreck gelegen hat.

Auf dem Schiff ist das anders. Hier gibt es für die Dienstgradgruppen eigene Decks und eigene Messen. Gegessen wird nicht zusammen. Fast alles läuft getrennt nach Hauptabschnitten und Streifen auf der Schulter. »Sitz nicht hier, da sitzt der und der.« Ganz oben schläft die Führung. Mit eigenem Bullauge. Der Rest blickt auf graue Wände. Wegen der fortwährenden Bedrohung ist das Oberdeck gesperrt. »Frische« Luft, gemischt mit Dieselabgas, bekommt man nur auf ein paar Metern Raucherecke hinter der Reling. Also rauchte ich. Erst eine am Tag. Dann zwei. Irgendwann war es mir egal. Hauptsache raus. Das wiederum schaffte mehr Distanz, mehr Abgrenzung. Und damit auch wieder mehr Sie.

Für mich war das eine echte Umstellung. Ich hatte gelernt, dass Nähe im Einsatz Vertrauen schafft. Dass direkte Ansprache die Kommunikation vereinfacht. Auf der Fregatte wurde das Förmliche eingefordert und ich tat mich schwer damit, es sofort wieder selbstverständlich zu leben. Dadurch fiel ich schnell auf, was mich aber als Gast auf diesem Kahn nicht wirklich interessierte. Als Ärztin habe ich ein Interesse an Nähe, mehr Nähe, als uns die räumliche Enge ohnehin aufzwingt. Ich will wissen, wann ein Kopf eskaliert und wann der Punkt kommt, an dem ihm das Wasser bis zum Halse steht. Das ist das Gute am Dasein ohne Verantwortung für die Führung. Ich werde das vermaledeite Sie los. Insgesamt legte das Ungetüm aus Stahl, Türmen und Antennen in dieser Zeit 25 000 Seemeilen zurück.

Der Großteil der Besatzung lebt unter Deck. Diejenigen in der Kombüse, dem Lazarett oder der Operationszentrale, also alle, die nicht auf der Brücke oder im Nock stehen, sind durch Metallwände vom Tageslicht getrennt. Kein Horizont, kein Himmel, nur endlose Gänge unter künstlichem Licht. Ich gehörte zum eingeschifften Personal, also all denjenigen, die nicht regulär auf dem Schiff dienen. Der Militärseelsorger, der Legal Adviser oder die Marineflieger mit ihren Sea-Lynx-Hubschraubern gehören ebenfalls zu diesen Sonderlingen, die man braucht, um eine Mission überhaupt anzutreten. Wenn es gut lief, wurden wir stillschweigend integriert. Wenn es weniger gut lief, spürte man eine gewisse Distanz, besonders bei jenen, die durch diese besondere Konstellation aus Dienstposten und Bedrohungslage ihre eigene Unsicherheit unter reservierter Kälte tarnten. Es war kein offener Konflikt. Eher diese feine Nuance von Überlegenheit, die sich in Blicken, in Tonlagen und in beiläufigen Bemerkungen zeigt. Man merkt schnell, ob man als Teil des Systems gilt oder als temporärer Fremdkörper.

Das Schiff funktioniert nach seiner eigenen Logik, getragen von einer beinahe vollständigen Reduktion der Individualität über Jahre hinweg. In dieser Enge schrumpft Persönlichkeit auf das Leben hinter dem Vorhang zusammen, der die Koje vom Rest der zehn Quadratmeter großen Vier-Mann-Kammer trennt. Wie auch bei den Streitkräften zu Land und in der Luft sind die Offiziere meist nur für ein paar Jahre auf einem Dienstposten, bevor sie in die nächste Verwendung für den Führungsaufbau rotieren. Die eigentliche, stille Führung liegt im Unteroffizierkorps. Das ist überall gleich. Hast du ein Problem, kannst du den Oberleutnant fragen. Brauchst du eine Lösung, gehst du zum Spieß. Oder hier an Bord zum Schiffswachtmeister. Diese kleinen Machtstrukturen und Geplänkel lernt man mit der Zeit zu lesen. Ob mit Sie oder mit Du.

Wenn ein Mensch mit Dienstgrad mitten in einer Menschentraube, in der Gemeinschaftsmesse, einen stehen lässt und andere dadurch zwingt, in den Genuss seiner Ausdünstungen zu kommen, wird recht eindeutig klar, wer von wo und wie führt. Vieles davon ist Ausdruck von Unsicherheit, verdeckt unter dem, was man als stark und männlich empfindet. Wir mögen gelernt haben, wie Führungskreise und Befehlsketten funktionieren. Wir sind geprüft in Rechtskunde und Strukturaufbau. Aber innere Führung und ernsthaftes Anführen stehen in keiner Bibliothek deiner Offizierschule. Menschen verändern sich, wenn ihre Emotionen hochkochen. Die Fußspitze tippt immer wieder gegen das Stuhlbein. Finger verschlingen sich nervös ineinander. Platzangst. Panikattacken. Der Atem wird flach. Wer die Grenzen seiner Emotionen nicht kennt, kann nicht in sich zur Ruhe kommen. Und die Bundeswehr bringt dich an diese Grenzen. Im besten Fall passiert das genau nicht meilenweit von zu Hause, unter Beschuss, mit aufgerauchter Konzentration zum ersten Mal. Diese stabile, gesunde Mitte in der Vorbereitung zu finden, ist die eigentliche Kunst der Auslandsvorbereitung. Fehlt die Zeit dafür, ersetzt Bedarf die Eignung.

Gerade auf höheren Führungsebenen mangelt es oft an einem unmittelbaren Gespür dafür, was ein Auslandseinsatz konkret bedeutet. Bei vielen liegt der letzte eigene Einsatz Jahre zurück. Mit der zeitlichen Distanz verblasst auch das Bewusstsein dafür, was es heißt, innerhalb weniger Tage sein komplettes Leben umzustrukturieren und auf unbestimmte Zeit auszusteigen. Man verschwindet aus dem Alltag. Keine Hochzeiten, keine Geburtstage, keine Weihnachtsfeste im Kreis der Familie.

In Mali habe ich Nikolaus, Weihnachten, Silvester und Ostern verpasst. Feiertage im Einsatz sind besonders merkwürdig. Weihnachten in der Wüste fühlt sich befremdlich an. Vor dem Klinikzelt stand dieser fette aufgeblasene Schneemann, der vom Sandsturm schon einen leichten roten Schimmer ansetzte. Die Bundeswehr schenkte uns ein Handtuch und einen »Weihnachten im Einsatz«-Coin. Irgendwo liegt der bestimmt noch vergraben in einer Kiste. Generische Aufmerksamkeiten, nichts im Vergleich zur Mühe der Kameraden, die immer versuchten, das Beste aus diesen Tagen zu holen.

Wir setzten, vorbei an den Hygienikern, unseren eigenen Joghurt an und redeten uns ein, er würde die zerschossene Darmflora retten, die wir uns mit zu vielen Tagen unvergänglichen Tütenessens ruiniert hatten. Die Kontingente vor uns hatten Öfen in die karge Landschaft gemauert und das wöchentliche Pizzabacken eingeführt. Der mit dem besten Auge wurde zum Kompaniefriseur. Und so schnitt mir mal der Eagle-Kommandant, mal der Versorgungsmeister die Haare. Entweder kurz oder lang genug für einen Zopf, alles andere war im Einsatz unpraktisch. Vor meinem Marineeinsatz blieb nicht einmal Zeit für einen gescheiten Friseurtermin. Nach ein paar Wochen konnte selbst der Geschickteste das herausgewachsene Blond nicht mehr kaschieren. Dusche, Haare, Körperpflege – kleine, private Momente, wenn der eigene Körper das Einzige ist, was an Intimität noch bleibt. Auf 143 Metern Länge und mit einer Breite von 17,4 Metern gab es in dieser Sardinenbüchse keine Privatsphäre. Mein Gepäck hatte ich auf das Spärlichste reduziert. So war das meiste, was ich in meinen Seesäcken mitbrachte, Material aus dem Krankenhaus für die Bordfacharztgruppe.

21:30 Uhr, ich lag schon auf meinem Bock, hörten wir durch den Lautsprecher die Warnung: »OPZ an ALLE: Air Warning Red, Drohnen im Anflug, noch 50 Meilen kommend von Steuerbord.« Stiefel an. »Noch 20 Meilen.« Auf dem Weg nach draußen traf ich auf meine Anästhesiepflege. Genau über ihrer Kammer befanden sich die 76-Millimeter-Geschütze, die in schneller Folge feuerten.

Wir versammelten uns im Schiffslazarett. Die Drohnen noch in der Luft. Weitere Schüsse fielen. Schluckauf im Takt. Die Geräusche änderten sich. Das Schiff vibrierte.

Dann die Entwarnung. Drohnen bekämpft. Kopf umschalten. Ging es allen gut? Wir sind Betroffene und Helfende zugleich, das ist uns in der Sanität gemein. Die Gedanken der anderen gehören nun uns. Wir spürten, dass sich mit diesem Tag etwas verändert hatte. Das Bedürfnis nach einem Wort – ob zwischen Tür und Angel oder in der Sprechstunde – nahm zu. Daher schritten wir Offiziere und Unteroffiziere der Sanität nun abwechselnd jede Nacht durch die verschiedenen Hauptabschnitte des Schiffs. Das sollte nicht das letzte Mal Beschuss bei diesem Einsatz gewesen sein. Der Rhythmus für die Kameraden auf dem Schiff ist strikt: sechs Stunden Dienst, sechs Stunden Ruhe, sechs Stunden Dienst. Monatelang. Meine Zimmerkameradinnen lebten nach diesem Takt und ich passte mich an. Kreuzten sich unsere Dienstphasen nicht, bekamen wir uns manchmal über Tage hinweg nicht zu sehen. Kurz nach Mitternacht klingelte der Wecker. Die Streifzüge durch Schott und Niedergang dauerten selten weniger als vier Stunden, oft – gerade nach solchen Abenden – noch deutlich länger. Wir brauchten meist gar kein Intro für ein Gespräch. Allein unsere Anwesenheit wirkte wie ein Ventil auf manche.

Das ist das Tückische an solchen Erlebnissen. Vor Ort siehst du nicht, wen es trifft. Du hast vielleicht eine Vermutung. Aber garantiert ist nichts. Nicht alle verarbeiten das Erlebte auf die gleiche Weise. Manche funktionieren im Einsatz mühelos und brechen erst später zusammen. In diesem Ungetüm verschwinden Orientierung und Zeit. Du hörst das stampfende Herz des Schiffs, das Klirren von Metall, das Aufprallen von Projektilen, das Rattern der Geschütze. Es ist, als wäre man in einer eigenen Welt gefangen, abgeschottet vom Meer, von der Sonne, von allem, was jenseits der Metallwände passiert. Wie eine schlechte Simulation in Disneyland.

Ich selbst neige dazu, Distanz über Information herzustellen. Als ich das Video der feindlichen Überwasserdrohne sah, die uns angriff, betrachtete ich es fast analytisch. Die Fregatte war Teil von ASPIDES, einer Mission, die Handelsschiffe im Roten Meer schützen sollte. Seit Monaten wurden dort zivile Frachter angegriffen, mit Drohnen und Raketen, unter anderem von Huthi-Rebellen aus dem Jemen. Wir sollten Präsenz zeigen und die Schiffe durch unsere Eskorte absichern. Dabei wurden wir selbst zur Zielscheibe. Ich beobachtete Abläufe, Taktik, Reaktionen. Schusssalven waren zu hören, Lichtblitze zuckten über das Wasser. Treffer. Treffer. Versenkt. Eine nüchterne Abfolge von Bildern. Fast wie ein technisches Szenario, nur dass es keines war. Realität auf See. Schiffe versenken next level.

Bei meinen seltenen Momenten an Oberdeck sah ich die Hubschrauber ihre nächste Mission vorbereiten. Sie zogen ihre Bahnen über uns, sicherten, suchten, landeten wieder auf der Fregatte. Rotorenlärm, kurze Lagebesprechung, erneuter Start. Die Tage unter Deck zogen sich. Sprechstunde. Selbstgesuchte Aufgaben. Viel zu wenig Platz für uns Eingeschiffte. Keine Gemeinschaftsräume, in die wir einfach hätten verschwinden können. In den Messen galten eigene soziale Regeln. Ab dem Nachmittag wurden die Slots für die Sporträume freigegeben. Erst die Seewächter. Dann wir, die Dauerwächter. Im Gegensatz zu ihnen und obwohl wir uns daran orientierten, lebten wir nicht im 6-6-6-6-Rhythmus. Wir arbeiteten ab, was abzuarbeiten war, unabhängig von festen Zeitvorgaben. Im Einsatz ist Arbeitszeit ein theoretisches Konzept. Gedient wird immer. Vielleicht gibt es mal einen Low-Ops-Tag, an dem Dienstgeschäfte später beginnen. Vielleicht. Aber im Grunde ist man im Dauereinsatz. Ständig wach. Ständig erreichbar. Nicht einmal Noise Cancelling ist erlaubt, weil du keinen Alarm verpassen darfst.

Als Entschädigung zahlt dir der Dienstherr Auslandsverwendungszuschlag. Der bemisst sich je nach Belastung vor Ort. »Als materielle Mehraufwendungen und immaterielle Belastungen im Verwendungsgebiet und am Ort der besonderen Verwendung werden berücksichtigt:

1. Allgemeine physische und psychische Belastungen
2. Gefahr für Leib und Leben.«

Sechs Stufen gibt es. Wir waren auf Stufe sechs, bei höchstem Risiko mit akuter Gefahr für Leib und Leben und einer hohen Intensität des Einsatzes. »Mit dem AVZ werden alle materiellen Mehraufwendungen und immateriellen Belastungen der besonderen Verwendung im Ausland mit Ausnahme der nach deutschem Reisekostenrecht zustehenden Reisekostenvergütung abgegolten.« Welcher Wert wird dem zugemessen, was Menschen leisten, wenn sie das verteidigen, was unsere Gesellschaft überhaupt ausmacht?

Um körperlich und mental stabil zu bleiben, nutzte ich jede Möglichkeit für Sport. Zwischen zwei Schotten standen abgetrampelte Spinningräder, Modell »Hausarztpraxis der Zweitausender«. Der Blick ging geradeaus. Immerhin schien ein Streifen Sonne durch das kleine, runde Bullauge. Die Luft wurde schnell stickig, der Sauerstoff knapp. Trotzdem trat ich weiter. Bewegung als Ventil und Gegenpol zur Enge. Manchmal rollten wir oben in der Halle des Hubschraubers unsere Matten aus und machten Yoga. Drei rechts vom Heckausleger, drei links. Unsere Zahnärztin leitete an. Bunte Handtücher auf grauem Stahl. Ein fast absurdes Bild zwischen Technik, Waffen und Klappsesseln. Für einen Moment wirkte es beinahe friedlich. 15 Minuten Meditation für den Kopf der Kameraden.

Auf diesem Einsatz musste ich ausnahmsweise nicht permanent eine Waffe vor mir tragen. In meinem beigen Hemd und der beigen Hose fühlte ich mich im Vergleich zu früheren Missionen fast leicht bekleidet. Der Eindruck täuscht. Sonne auf dem Wasser, glitzernde Wellen, blauer Himmel über uns. »Wo sind wir eigentlich? Welches Land liegt dort am Horizont?« Ein leichtes Augenrollen als Reaktion. Die Frage konnte nur von der Anästhesistin kommen. In landgebundenen Einsätzen sind wir selbstverständlich Teil der Befehlsausgaben. Wir sitzen in Lagebesprechungen, haben ein eigenes Bild von Raum und Bewegung. Unsere Einschätzung ist gefragt, unser Blick ein Teil der Planung. Doch das Schiff folgt seiner eigenen Logik, seinem Takt und seiner Hierarchie. Wir waren mit an Bord für den Fall der Fälle. Und solange der nicht eintrat, blieben wir im Hintergrund.

Mir fehlte dieses innere Lagebild. Ich hatte keine Karte vor Augen und keine Koordinaten im Kopf. Nur Wasser, das irgendwo beginnt und irgendwo endet. Die Tage unter Deck verschwimmen allmählich ineinander, wenn man sie nicht bewusst voneinander trennt. Nachts spielten wir an und wann Werwolf, dieses Kartenspiel, das ich noch von vor 20 Jahren kannte. Wir saßen bei den Heizern, blickten auf die Schaltzentralen im flackernden Licht der Bildschirme und amüsierten uns über die wilden Zuschreibungen, wer nachts als Gefräßiger die Dorfbewohner tötete. Es brauchte seine Zeit, um mit den Gepflogenheiten wirklich warm zu werden. Aber wie so oft verbindet der Auftrag. Am Ende wehrte die Fregatte vier Attacken erfolgreich ab. Vier Angriffe, 15 000 Seemeilen im Einsatzgebiet und etliche Medienechos später war der Einsatz vorbei. Für mich das kürzeste, aber zwischenmenschlich eines der intensivsten Kontingente. Wir waren uns von Beginn an nah, so ohne jeglichen Abstand, dass jede kleine Emotion in Resonanz mit anderen geriet. Individualität trat hinter dem Auftrag zurück. Das Vertrauen zueinander wuchs mit jeder Meile. Was wir nach Wochen mitnahmen, lässt sich schwer in Worte fassen. Es bleibt ein ungreifbares Gefühl von Kameradschaft und die nüchterne Gewissheit, dass diese Besatzung ihren Auftrag erfüllt hat.

»Fregatte im Roten Meer offenbar nur bedingt einsatzfähig« – so oder so ähnlich titelten die Nachrichten damals. An Bord lasen wir täglich die Presseauswertung. Schwarz auf weiß stand darin, wie die Welt auf uns blickt. Abgedruckt ist es nicht mehr als eine strategische Einordnung. Ein Einsatz unter vielen. Eine Nachricht, die in den Cafés im Kaffeesud steht und schnell überblättert wird. Auf See fühlt sich das anders an. Dort, wo Flugkörper tatsächlich einschlagen können und Drohnen keine Grafik im Artikelbeiwerk sind, verschiebt sich die Perspektive. Die Diskussion trifft auf Menschen, für die es nur Funktionieren oder Versagen gibt. In Berlin ist ein Mandat ein Beschluss. Doch am anderen Ende hängt daran ein kompletter Lebensabschnitt, mit einer Kaskade von Erlebnissen, die sich durch die eigene Biografie ziehen.

Die Wahrnehmung dessen, was die Soldaten hier tun, läuft über die Schlagzeilen der großen Medienhäuser. Unser Erleben allerdings läuft über das Adrenalin in den Adern, die Enge auf See, über Angst und Schlafmangel. Die Diskussion zu Hause deckt sich nur selten mit dem Gefühl vor Ort. Irgendwann wird es gleichgültig, aus welchem Motiv jemand auf diesem Schiff gelandet ist. Karriere. Pflichtgefühl. Abenteuer. Oder schlicht, weil ohne diesen Dienstposten der Kahn gar nicht erst in See stechen kann. Wir sitzen zusammen in seinem Stahlkörper, fahren durch dieselbe Bedrohung, teilen dieselbe Anspannung und am Ende auch die Konsequenzen. Das verbindet. Wenn wir zurückkommen, entscheidet mehr als nur der Hafen darüber, wie sich das anfühlt. Es gibt diesen Moment kurz vor der Heimkehr, eine Art Zwischenraum, in dem die Spannung abfällt, bevor sie sich zu Hause ungepuffert entlädt. Der erste Ort seit langer Zeit, an dem wieder Alkohol fließt. Nach Wochen der Belastung ohne Rückzug oder privates Ich, wird hier verarbeitet, was zu Hause nur als Schlagzeile vorbeizieht. Ein Ventil. Ein Abschütteln. Ein kurzes Ordnen, bevor alles wieder in die Monotonie des Alltags zurückfällt. Kontrollierter Kontrollverlust. Prügeleien, genähte Lippen, gebrochene Hände.

Wie wir uns bei unserer Heimkehr fühlen, hängt auch davon ab, in welche Erzählung man uns einsortiert. Ob das, was wir dort getan haben, als notwendiger Auftrag verstanden wird oder als Randnotiz in einer Debatte, die dann schon längst weitergezogen ist. Von außen betrachtet könnte man es für eine besondere Form von Seefahrt halten. Doch der Geruch von schwerem Maschinenöl, der das Salz der Meeresbrise überlagert, ist ein schweres Indiz dafür, dass wir nicht auf Kreuzfahrt sind. Die Gefahr fährt mit. Zurückkehren fällt schwer, aus einer Welt, in der das Rote Meer nicht nur eine Region auf der Weltkarte ist, sondern ein taktischer Raum. In der das Rumpeln eines Fregattendecks mehr als ein Geräusch bedeutet. In der jede Sekunde Mahnung ist: Schutz bedeutet Präsenz.

Unser Einsatz diente dazu, die Handelswege zu sichern. Das klingt zunächst nüchtern, fast bürokratisch. Doch in Wahrheit bedeutet es, in internationalen Gewässern zwischen geopolitischen Interessen zu navigieren und in Spannungsfeldern präsent zu sein, in denen ein einziger Funke neue Krisen auslösen kann. Es bedeutet, nicht nur für militärische Stabilität einzustehen, sondern für die Logistik unseres Alltags. Für die Container, die unseren Konsum speisen. Für die Lieferketten, die unsere Regale füllen.

Während wir Wache halten, fährt irgendwo in Deutschland ein Fließband voller Pakete unermüdlich weiter. Während unsere Radargeräte Angriffe abwehren, scrollt jemand durch Apps, um T-Shirts im Fünferpack zu bestellen – für 9,99 Euro, direkt aus Fernost. Täglich, stündlich, tausendfach. Bestellen, zurücksenden, ersetzen. Konsum ist nie neutral. Unsere Bequemlichkeit verschiebt nur die Last auf andere. Die Dinge, die wir hier mühelos anklicken, anziehen und bestellen, rauben anderswo Körper und Ressourcen. Sie verbrauchen Menschen, die in der Unsichtbarkeit unseres sicheren Überkonsums untergehen. Das ist Teil des Deals. Was ich nicht sehen kann, was ich nicht riechen kann, was ich nicht fühlen kann, das verstecke ich ganz weit hinten in meiner bequemen Welt der ständigen Verfügbarkeit. Aber die Kosten, die wir nicht spüren, verschwinden nicht. Sie werden nur verlagert in die Leben, die nicht in unsere Erzählung passen.

Dieser Gedanke hat mich auf der Fregatte begleitet. Und er begleitet mich bis heute, wenn ich als Ärztin Menschen behandle, deren Gesichter von Ungleichheit erzählen, die wissen, dass Sichtbarkeit kein Zufall ist. Wer schön genug wirkt, läuft weniger Gefahr, aussortiert zu werden. Wir leben in einem Land, das sich vieles leisten kann. Aber Zugang ist nicht gleichmäßig verteilt. Geld öffnet Räume und Überfluss schafft Bühnen. Teilhabe hängt nicht selten von den eigenen Mitteln ab. Schönheit wird zu einem Privileg und befeuert die Konkurrenz im Wettbewerb um Sichtbarkeit. Ob normschön oder unkonventionell, manche Gesichter reflektieren das Scheinwerferlicht leichter als andere.

Dann gibt es noch diese ganz eigene Parallelwelt. Die mit Pitchdecks und Paneltalks, mit Detox-Kuren und Diskussionen darüber, ob Kokoswasser jetzt okay ist oder schon problematisch. Champagner in Berliner Hinterhöfen, während man sich sehr bewusst gibt. Sehr informiert. Sehr reflektiert. Das ist keine Anklage, sondern eher eine Beobachtung. Eine von denen, die ein bisschen wehtun, weil man selbst mittendrin steht. Wir sind erstaunlich gefangen in unserem kleinen, sehr gut temperierten Alltag. Zwischen Selbstoptimierung und Selbstverwirklichung, zwischen »Ich müsste mich mehr engagieren« und »Ich bin gerade einfach zu müde«. Natürlich habe ich nicht die Kapazität, alles zu hinterfragen. Und in diesem Dauerrauschen aus Nachrichten und Weltgeschehen ist das eigene Leid oft schon schwer genug zu tragen, als dass man sich noch verantwortungsvoll um das der anderen kümmern könnte. Vielleicht liegt genau da der blinde Fleck von uns Privilegierten: dass wir uns einreden, wir seien wahnsinnig aware, während wir doch nur sehr komfortabel beschäftigt sind – mit uns, unserer Bubble und dem Instagram-Aktivismus.

Der Unterschied zwischen dem Kampf auf See und dem Alltag in der Großstadt könnte nicht größer sein. Diese Diskrepanz ist mir besonders bewusst geworden, als mich inmitten des Einsatzes Nachrichten über Social Media erreichten, in denen mir Bekannte »eine gute Reise und viel Spaß« wünschten. Sie mussten sich um eine neue Ärztin für ihre Botoxbehandlungen kümmern. Derweil war ich mit weit drängenderen Realitäten konfrontiert. Es ist bezeichnend, dass derartige Einsätze oft nur als »coole Auslandsabenteuer« missverstanden werden. Das rührt daher, dass wir in der Gesellschaft doch nicht so oft »im gleichen Boot« sitzen. Paradoxerweise ist das sogar gut so. Solange sich ein Großteil der Bevölkerung nicht mit diesen harten Wirklichkeiten auseinandersetzen muss, scheint unser System zu funktionieren. Ein System, das Sicherheit und freie Handelswege verspricht. Das einerseits gut darin geworden ist, die Härte von Lebensrealitäten abzupuffern. Aber andererseits auch darin, diese voneinander zu isolieren und zu ignorieren.

In unserer Gesellschaft herrscht eine oberflächliche Faszination für das Sensationelle, während echtes Mitgefühl häufig nur vorgegeben wird. Das manifestiert sich auch in der Social-Media-Welt, wo Aktivismus und Engagement oft nach der Laufzeit von Instagram-Fame bemessen werden. Es ist leicht, die Probleme der Welt mit dem Handy in der einen und dem Bier in der anderen Hand aus sicherer Entfernung zu betrachten. Doch echter Fortschritt und echte Veränderung erfordern, dass wir unsere Komfortzone verlassen und uns in den Arenen gesellschaftlicher Debatten engagieren, selbst wenn das für uns recht unbequem ist. Und trotzdem – oder gerade deshalb – liegt unser eigentlicher Auftrag vielleicht nicht im großen moralischen Auftritt. Sondern im genauen Hinsehen. Im Blick für das, was an den Rand gedrängt wird durch die Lauten, die gut Vernetzten, die Dauerpräsenten. Vielleicht liegt unser Auftrag als Gesellschaft darin, genauer hinzusehen und zu erkennen, wer durch die Dominanz der Schreihälse aus dem Blickfeld verschwindet. Schutz beginnt nicht erst im Ernstfall, sondern im Flüsterton des Alltages, wenn wir entscheiden, wem wir unsere Aufmerksamkeit schenken.

Freiheit ist nichts, was einfach da ist, nur weil wir zufällig auf der richtigen Seite einer Grenze geboren wurden. Sie fällt nicht vom Himmel und bleibt dann brav liegen, sondern sie ist etwas Unbequemes, das man sich immer wieder neu zumuten muss. Sie entsteht in den Entscheidungen, die wir in unspektakulären Momenten treffen, in denen wir nicht beklatscht werden. Jeden Tag ein bisschen. Gleichzeitig erleben wir politische Debatten, die sich mit erstaunlicher Energie auf diejenigen einschießen, die weder Macht noch Lobby haben. Friedliche, oft ohnehin verletzliche Menschen werden zur Projektionsfläche von politischem Kalkül. Das fühlt sich an wie ein Ablenkungsmanöver. Als würden wir mit einfachen, gut zitierbaren Sätzen von Problemen abgelenkt, die zu kompliziert, zu teuer und zu strukturell sind, als dass sie in die News der Kurznachrichtendienste passen würden. Polemik ist günstiger als Reform, Empörung leichter inszeniert als Verantwortung übernommen. Und dann kommt die nächste Ebene: Wer entscheidet eigentlich, was wir für wichtig halten? Nachrichten sind keine neutralen Fenster zur Welt. Sie sind kuratiert, gerahmt und zugespitzt, als tragische Schönheit verkauft und werden unserem skandalleckenden Voyeurismus vor die Füße geworfen. Das klickt. Polarisierung bindet Aufmerksamkeit. Unsere Realität ist das, was wir sehen, und das, was wir oft genug sehen, ist das, was wir für relevant halten.

Schönheit vermittelt eine Botschaft.
Botschaften lenken die Masse.
Die Masse kultiviert Ideale.
Ideale formen Menschen.

Plötzlich merken wir gar nicht mehr, wie stark wir selbst geformt werden. Unser Problembewusstsein entsteht aus dem, was uns die Medien so lange vorhalten, bis wir glauben, es gehe uns persönlich an. Die Darstellung ist übermächtig. Sie entscheidet, welche Katastrophe wir kollektiv betrauern und welche wir überblättern. Sie macht aus Einzelfällen Symbolbilder und aus strukturellem Leid Randnotizen. Und doch braucht es manchmal nur einen Stromausfall, eine Überschwemmung, einen Moment der eigenen Verwundbarkeit, um zu merken, wie schnell aus »die da« ein »wir« wird. Wie eng uns eine Krise zusammenschweißen kann, die plötzlich nicht mehr die abgeblätterte Nachricht in der Kampfzone um Aufmerksamkeit ist. Unser Mitgefühl ist oft distanzabhängig, unsere Aufmerksamkeit selektiv – und unsere Empörung erstaunlich steuerbar.

Der schmale Korridor

Bericht von F., weiblich, Anfang dreißig

Es ist kurz vor Sendungsbeginn. Zahlen flackern über die Bildschirme an den Wänden: Einschaltquoten. Reichweiten. Klicks. Alles in diesem Gebäude ist in Bewegung, als würde es atmen. Doch hier strömt keine Luft in Lungen, hier strömt die Welt in Millionen Bits pro Sekunde. Dramen, Krisen, Ausnahmezustände. Alles verdichtet, sortiert und beschleunigt. Ein vibrierendes Etwas aus Glas, Licht und Beton, gespeist aus dem, was draußen passiert und hier drinnen zur Währung wird: Aufmerksamkeit. Je spektakulärer die Katastrophen, desto größer das Interesse.

Menschen bewegen sich auf Stockwerken und Balkonen, sie schauen auf Tablets und sprechen in schallgeschützten Kabinen ihre Podcasts ein. Alles läuft parallel, alles greift ineinander. Eine Nachrichtenmaschine, präzise getaktet und unnachgiebig in ihrem Wirken, die Katastrophen zu Aufmerksamkeit verarbeitet.

Unter einem Schreibtisch stehen ein Paar bequeme Turnschuhe. Daneben, ordentlich platziert, lackschwarze Stilettos. Doch die werden erst benötigt, wenn die Kamera läuft. In der Luft liegt Haarspray. Die feinen, klebrigen Partikel, die sich auf Haut und Kleidung legen und kurz vor der Liveschalte noch nicht ganz abgesunken sind, tanzen im Licht, das überall unbarmherzig strahlt.

Da steht sie, allein im Garderobenbereich. Ein nüchterner Raum inmitten des Rummels. Vor ihr hängt ein ganzes Arsenal an Kostümen. Uniformen in Rot, Grün oder Blau. Letzteres soll ihr fantastisch stehen. Nichts davon ist zufällig gewählt. Farben und Schnitte vereinen sich in ihrer Wirkung: Seriosität und Vertrauen. Der Teppich unter ihren Füßen schluckt die Stimmen von draußen. Hier ein technischer Call, dort eine kurze Besprechung des Redaktionsteams. Die Geräusche dringen gedämpft herein, als ob das Drama der Welt nur mit Filter eingelassen werden darf. Sie greift nach dem dunkelblauen Hosenanzug. Dezent. Nicht sie steht im Vordergrund, sondern die Nachrichten. Sie zieht ihn an, prüft den Sitz und glättet eine Falte. Abschließend ein Hauch Puder auf die Nase, sodass auch die letzte Unreinheit verschwindet. Kein Glanz auf ihrer Stirn, keine Spur von Müdigkeit in ihren Augen. Lage für Lage hat sie ein Gesicht gebaut, das gleich Millionen sehen. Kleine, fast beiläufige Bewegungen werden zu Ritualen, um in eine Rolle zu schlüpfen, die auf Perfektion getrimmt ist.

Ein Techniker wirft ihr im Vorbeigehen einen Satz zu, halb Witz, halb Gewohnheit. Sie lacht. Warum auch nicht? Nachrichtensprecher sind ganz normale Menschen. Als sie den Blick hebt, sieht sie sich im Spiegel. Eine junge, attraktive Frau, feminin im Ausdruck, kontrolliert bis in die kleinsten Bewegungen. Das Bild stimmt. Es ist das Bild für außen.

Wenig später betritt sie das Studio, einen Raum, der im Verhältnis zu dem gesamten Gebäude fast verloren wirkt. Platzpragmatismus mit modernster Technik in einer riesigen Nachrichtenfabrik. Die Kameras stehen bereit, die Lichter sind angeschaltet und die Monitore zeigen Ausschnitte der Welt, während jenseits der heimischen Bildschirme die unerträgliche Leichtigkeit des Alltags weiterläuft. Hier wird das Geschehen verdichtet und auf Minuten reduziert, sortiert, gewichtet und für die Allgemeinheit in die Einfachheit einer Sensation umgewandelt.

Gleich macht sie den Mund auf und sagt etwas Wichtiges. Währenddessen rechnet man hinter der Scheibe, der Trennung zum anderen Leben, durchgängig weiter, vergleicht Zahlen und justiert Dringlichkeiten. Hier wird entschieden, was Nachricht ist und was verschwindet. Doch sie selbst sieht das nicht. Sie steht da, bereit, und wirkt so makellos mühelos. Nur manchmal ist da ein Moment, den kaum jemand bemerkt. Ein minimaler Versatz, den nur sie und wenige andere sehen.

Meine Mutter gehört dazu. Sie wird mich ansprechen und das ist gut so. Denn sie ist meine Vertraute – klar, direkt und ehrlich, nie verletzend, sondern immer mit maximalem Respekt und Wohlwollen. Nur sie schafft es, in der perfekten Balance aus Kritik und Liebe das Beste aus mir herauszuholen. Bei anderen ist das nicht ganz so. Ich kenne dieses Spiel. Deshalb sehe ich, wie ihre Blicke härter werden, wenn ich über den Bildschirm flackere. Wie aus ihrer Beobachtung Urteil wird. Ich frage mich, wie lange das noch geht.

Meine Leistung steht selten für sich, sondern wird sofort zur Projektionsfläche meines Aussehens. Dieses Gefühl kenne ich nicht erst von hier, sondern trage es schon lange mit mir herum. Ich war überall gut genug. Ob beim Reiten, im Basketball, damals im Chor oder beim Tanzen. Ich konnte vieles, doch nichts davon zog mich wirklich an. Während andere früh wussten, wofür sie brannten, sammelte ich Optionen, aber keine Leidenschaft. Es fühlte sich eher wie Fähigkeiten auf Vorrat an. Rückblickend war das kein Mangel meiner selbst, sondern eine lange Übung darin, sich anzupassen, zu funktionieren und zu bestehen, ohne sich festlegen zu müssen. Vielleicht ist genau das der Grund, warum ich heute so präzise darin bin, eine Rolle auszufüllen. Und so vorsichtig damit, mich ganz darin zu verlieren. Der Journalismus war nicht wirklich mein Traum, sondern entwickelte sich eher als eine Konsequenz für jemanden, der vieles kann, schnell lernt und sich gern in fremde Themen einarbeitet. Ich habe mich in Rollen gefunden und damit gefühlt meine eigene Beliebigkeit abgelegt. Es ist die ständige Bewegung in diesem Job, die mein Herz höherschlagen lässt. Nichts bleibt dauerhaft. Jedes Thema gehört mir nur auf Zeit, bevor ich es weiterziehen lasse. Das hält mich wach.

In München, wo ich aufgewachsen bin, war die Welt überschaubar. Ich lebte in ähnlichen Kreisen, führte ähnliche Gespräche und hatte ähnliche Vorstellungen davon, was das Leben für mich bereithalten würde. Angenehm. Verdichtet. Ich habe dort viel gelernt, nur nicht, wie man den Blick weitet. Der Umzug nach Berlin war damit keine Flucht, sondern meine Entscheidung raus aus der Homogenität und rein in ein Umfeld, das mich zunächst überforderte.

Berlin ist dabei bei Weitem nicht meine liebste Stadt. Zu dreckig, zu aggressiv, zu viele fertige Menschen, überall Demonstrationen mit aufgeheizter Stimmung. Und trotzdem habe ich hier meine Bubble kennengelernt, die mich mit ihren wirren Köpfen und den verrückten Karrieren inspiriert und herausfordert. Mein Freundeskreis ist so heterogen wie die Stadt selbst. High Performer. Keiner von denen gibt sich mit »gut genug« zufrieden. Vielleicht ist das aber auch ein Symptom von Berlin-Mitte. Jeder pitched, jeder gründet. Jeder ist was, und wenn auch nur auf seinem LinkedIn-Profil. Ich habe mich erst an diesen anderen Lebensrhythmus gewöhnen müssen und ein wenig auch an die ständige Dynamik der Stadt. Nichts ist statisch und das wiederum passt fantastisch zu meinem Leben vor der Kamera.

Beim Fernsehen ist das Wichtigste die Präsenz. Man muss gesehen werden, gleichzeitig aber auch Dinge verbergen. Kleine Unsicherheiten sollen unbemerkt bleiben vor denen, die einen auf dem Bildschirm beobachten. Das Publikum sieht, was man ihm zeigt. Nicht mehr. Ich stehe da und strahle eine Ruhe aus, die sich von außen für manche wie Dominanz liest. Als wäre von Anfang an klar, wer hier das Gespräch führt. Es ist wie beim Modeln: Man kann sehr hübsch sein und trotzdem auf jedem Foto verschwinden. Präsenz lässt sich nicht schminken. Bei Castings wurde mir das früh gespiegelt. Manche sind sichtbar, andere nicht. Das Sprechen in diesen verschiedenen Rollen kam dann fast von selbst. Doch kein Wort war laut genug, um die sägende innere Stimme der Zweifel zu übertönen. Mittlerweile suche ich nicht mehr nach der Ursache dafür. Vielleicht ist es dieses alte kindliche Gefühl, nie wirklich den Applaus gehört zu haben. Kein Talent hat alle anderen überstrahlt. Kein Bereich hat eindeutig mir gehört. Ich konnte vieles und nichts davon war gut genug, um meinem Kopf Ruhe zu geben. Und so ist diese Unsicherheit geblieben als elendiges Hintergrundrauschen, das sich nicht abschalten lässt. Es frisst sich in meinen Verstand und rechnet mir meine Leistung vor. So entsteht mein Wert. Rational betrachtet ist das Unsinn, das weiß ich. Die meisten Menschen sind keine Ausnahmetalente und trotzdem etwas wert.

Das Wissen ändert wenig und so ist es der Erfolg, der mich beruhigt. Zumindest für einen Moment. Danach verschiebt sich die Grenze wieder. Es gibt immer einen nächsten Schritt, ein neues Ziel, etwas, das ich auch noch erreichen könnte. Stillstand fühlt sich bei mir nicht neutral an, sondern eher wie ein Versäumnis der Möglichkeiten. Alles schwirrt in dieser Stadt und ich werde unweigerlich mitgerissen. Irgendwann ist die Spannung bei mir zur Routine geworden. Der Ablauf meines Alltags sitzt, der Druck lässt sich kalkulieren und die Alarmstimmung gehört zu meinem Leben dazu.

Doch mit der Routine fängt mein Kopf wieder an zu laufen. In solchen Momenten merke ich immer, dass mir etwas fehlt. Ich brauche nicht die ständigen Krisen und die emotionale Schwere. Ich will Leichtigkeit spüren. Ich möchte Lachen in meinem Leben, das nicht erklärt werden muss. Aktuell ist das die einzige Antwort, die mir auf diese innere Stimme einfällt. Ich sollte den Moment genießen und wieder mehr im Hier und Jetzt ankommen. Was ist denn mit all diesen wohlwollenden Kalendersprüchen? Carpe diem. Aber wie soll das gehen, wenn vielleicht parallel schon an meinem Stuhl gesägt wird? Sind mir all die schweren Gedanken, die unaufhörlich in meinem Kopf pochen, diesen Preis wert? Nur um da zu stehen, wo andere in zehn Jahren nicht sein werden?

Doch das sind die Regeln des Lebens: Wo Erfolg ist, gibt es Konkurrenz. Der Druck und die Unbequemlichkeit gehören dazu. Es hört nie auf und ich frage mich unwillkürlich, ob ich den Marathon wirklich laufen will. Wo möchte ich am Ende stehen? Vorne dabei, ganz am Ende oder applaudierend am Rand? Womöglich gar die sein, die am Ende das Spektakel zusammenfegt? Vielleicht liegt in den Scherben der anderen ja meine eigene Brüchigkeit. Ich frage mich, wer ich bin für die Menschen, die mich hinter der Mattscheibe sehen? Ob sie die Frau erkennen oder nur das Bild, das jeden Abend ausgestrahlt wird. Durch welche Augen sehen mich die, die so dicht an mich herankommen, dass sie jedes Haar auf meiner Oberlippe und jede Falte unter meinen Augen zählen können? Die Moderatorin steht im Scheinwerferlicht, die Frau dahinter bleibt uninteressant. Vielleicht ist das der Punkt, an dem Nähe schwierig wird und mich Menschen verlieren.

Die ungeschminkte Version von mir scheint keine Rolle zu spielen. Sie verleitet manche dazu, sich aus meinem Leben zu schweigen, sobald einmal nicht alles Glitzer und Glamour ist. Das halte ich schlecht aus, denn das Verschwinden sagt mehr über mich aus als jede Kritik. Sie kennen die ungeschminkte Wahrheit, sie kennen mich und entscheiden sich trotzdem für die Enttäuschung. Nicht der Job macht mich müde. Es sind die Menschen. Diese endlosen Enttäuschungen, die Nähe vorgaukeln und dabei schamlos alles abziehen, was an mentaler Energie da ist. Und dann kommt die Nacht, in der sich alles noch erdrückender anfühlt. Ich liege wach in meinem Bett, die Uhr schreitet unerbittlich voran und sagt mir, dass ich immer weniger Zeit habe, um mich zu erholen. Aber mein Kopf rattert, will sich nicht beruhigen. Vergangenes kann ich noch nicht loslassen, kaue es immer wieder durch, obwohl es keinen Sinn ergibt. Ich versuche zu schlafen. Das Gedankenkarussell anzuhalten.

Diese Nächte setzen sich tagsüber fort, nur begleiten sie mich dann in anderer Form. Soziale Medien verschieben unseren Blick und machen die Wahrheit dehnbar. Sie erlauben es uns, Menschen über die Zeit zu betrachten und zu vergleichen. Jung ist passend und passend bekommt Aufmerksamkeit. Wie viel davon ich bekomme, kann ich auf Bildschirmen an den Wänden im Fernsehstudio ablesen, wenn über Quoten diskutiert und verhandelt wird. Quoten sind mein Applaus.

Heutzutage gibt oft das Aussehen vor, was für ein Leben man führt. Und wie man aussehen muss, gibt die Gesellschaft vor. Wer nach diesen Regeln spielt, hat gute Chancen, positiv gesehen zu werden. Das macht alles Drumherum glatter und einheitlicher. Wer abweicht, wird übersehen. Oder schlimmer: in den eher unsozialen Medien öffentlich kritisiert und gehated. Um mich zu schützen, habe ich daher die Uniform des Lebens angezogen und die anerkannte Langweiligkeit der Schönheit gewählt. Somit gibt es eine Angriffsfläche weniger in meinem Leben, denn Perfektion lässt sich schwerer kritisieren. Markanz braucht Selbstwert und die muss man sich leisten können.

Ich merke, wie diese ganze Industrie der Selbstdarstellung dann auf mich wirkt. Das Leben im Netz und auf dem Bildschirm ist gefiltert und glattgezogen. Absurderweise bin ich selbst Teil dieses Systems. Wenn jemand mein Profil sieht, denkt er vermutlich genau das Gleiche. Erfolgreich. Gutaussehend. Die hat alles im Griff. Ein perfektes Leben. Was man nicht sieht, ist, wie schnell das kippen kann. Ich bin gut darin, meine schlechten Tage zu überdecken. Die gibt's im Fernsehen sowieso nicht. Doch die Selbstkontrolle ist anstrengend. Ich verharre in diesem Gefühl und warte, bis es vorbeigeht. Manchmal bleibt es jedoch länger, als mir lieb ist. Dann zweifle ich an allem. Mein Lächeln ist eine Spur müder, mein Gang nicht mehr ganz so beschwingt. Ich muss kurz die Augen schließen und durchatmen. Mein Verstand sagt mir, dass alles in Ordnung ist. Keiner kann immer gut gelaunt sein. Wir vergessen manchmal, dass das Leben nun mal ein Auf und Ab ist.

Aber irgendwie vermitteln die sozialen Medien uns, dass es nur noch ein Entweder-oder gibt, alles weiß oder alles schwarz. Therapie ist wie eine Art Accessoire geworden. Jeder coacht sich, alle sind mit ihrem inneren Kind beschäftigt. Endlich wird hingesehen. Selbstdiagnosen rücken in den Vordergrund. Jeder hat plötzlich seine TikTok-Krankheit, sein erklärtes Trauma und entschuldigt soziale Unverträglichkeit mit ADHS-Diagnose am Küchentisch. Dadurch verliert jedoch das wirklich Schwere an Kontur. Es wird gleichgestellt mit den vermeintlichen Verletzungen einer Gesellschaft im Überfluss. Wenn alles Krankheit ist, verliert Krankheit ihr Gewicht. Und die, die tatsächlich krank sind, verschwinden in der Unsichtbarkeit der irrelevanten Masse.

Jeder hat mal schlechte Phasen. Manchmal darf es einem einfach schlecht gehen. Man darf Ängste vor der Zukunft haben. Das muss nicht automatisch eine Depression bedeuten. Aber im Netz ist alles gleich laut. Für die, die sprechen, sind ihre Leiden genau so ernst wie die der anderen. Sie werden zu einer homogenen Masse auf den Plattformen der Selbstinszenierung. Krankheit, Meinung und Provokation stehen alle nebeneinander und konkurrieren um Sichtbarkeit. Für die, die wirklich betroffen sind, bleibt davon wenig übrig. Die wirkliche Härte entsteht im anonymen Raum, wo Distanz Empathie ersetzt und Worte folgenlos erscheinen.

Natürlich bekomme ich unschöne Nachrichten. Beleidigungen, Abwertungen und Grenzüberschreitungen gehören mittlerweile zu meinem Alltag. Mein Gesicht wird zur Projektionsfläche dümmlicher Kommentare. Schöne Frau, gut gestylt, gut geschminkt. Meine Uniform schützt im gleichen Maß, in dem sie andere dazu einlädt, mir meine Kompetenz abzusprechen. Neid aus der eigenen Branche verstärkt die Stimmen nachts. Von oben herab kommen sie, gefüttert von den Vorurteilen, die sie selbst einmal aushalten mussten. Ich lande schnell in einer Schublade. »Die ist da, weil sie gut aussieht.« »Die hat sich hochgeschlafen.« Klar, wir Frauen kennen das. Nichts davon ist neu. Mikroaggressionen. Immer kämpfen. Niemals Ruhe. Nicht mal in der Nacht. So wenig tolerant, so schnell im Urteil.

Was ist eigentlich so schwer an leben und leben lassen? Warum nehmen sich fremde Menschen das Recht heraus, über mich zu urteilen, als hätten sie Anspruch darauf? Urteilen ist einfach, weil es Abstand schafft. Man muss nichts wissen und niemandes Gedanken aushalten. Dabei steht jeder woanders, in einem anderen Moment, mit einer anderen Last, die von außen nicht sichtbar ist.

Menschen sehen mein Instagram-Profil und haben dabei die einschlägigen Gedanken. Das Bild auf dem Handy funktioniert. Dafür ist es gemacht. Gleichzeitig sitze ich hier und kenne diese

Angstgefühle, dieses leise Ziehen im Hintergrund, das sich nicht ausblenden lässt. Beides existiert nebeneinander. Vielleicht geht es deshalb weniger darum, wie etwas aussieht, und mehr darum, wie es sich anfühlt. Was man braucht, um morgens aufzustehen, ohne sich selbst überreden zu müssen. Um sagen zu können: Es ist nicht gut, aber gut genug. Das reicht.

Sie zieht den Lippenstift ein letztes Mal nach, streicht eine Haarsträhne aus dem Gesicht und richtet sich im Spiegel auf. Die Frau, die sie anschaut, wirkt souverän. Nicht angestrengt, nicht gespielt. Nach außen hin stimmt alles. Von ihrer Haltung bis hin zum Blick. Ruhe. In diesem Moment sind die Zweifel nicht wichtig. Sie weichen zurück, nach vorne tritt der Mensch in Uniform. Vor der Kamera, im richtigen Abstand zu sich selbst.

Sie wird sprechen. Und sie wird gehört.

Matrjoschka

Tradierte Bilder zu bedienen, wirkt auf den ersten Blick bequem. Man passt hinein, eckt nicht an und wird nicht weiter hinterfragt. Aber genau darin liegt etwas erstaunlich Reizloses. Die reproduzierten Ideale sind eine fade, geschmacklose Suppe, in der die Einzelne verschwimmt. In der Masse kann man sich verstecken und wird zu einem weiteren Strahler im Licht normschöner Menschen. Dass ich meine Haare irgendwann radikal kurz geschoren habe, sollte kein Akt gegen diese homogene Brühe sein. Sie waren einfach durch. In einer Uniform spielt dein Look keine Rolle. Man packt vielleicht ein, zwei Beauty-Lieblinge ein, kurz vor dem IN-Termin für solch einen Einsatz. Ein kleines Restgefühl von Kontrolle. Aber spätestens beim Verlassen des Wüstenlagers ist das alles egal. Draußen zählen andere Dinge. Zwei Minuten Duschzeit pro Tag und Person gab's dort für jeden von uns. Auf dem Schiff manchmal noch weniger, wenn die Kläranlage überfordert war. Draußen, während der Mission, lief dann nur Katzenwäsche. An unseren Füßen trugen wir Einwegwaschlappen für Patientinnen, die uns die Kameraden aus der Klinik ins Care-Paket gesteckt hatten. Festes Shampoo, ausgespült mit ein paar Tropfen kostbarem Wasser. Mehr war nicht drin. Wenn wir nach mehreren Tagen zurück ins Camp kamen, nahmen wir den säuerlichen Geruch abgemühter Körper gar nicht mehr wahr. Und die »Drinnies« waren höflich genug, uns nicht darauf hinzuweisen.

Acht Stunden Fahrt ohne Halt sind lang. Vor allem, wenn man zwischendurch das äußerst menschliche Bedürfnis hat, aufs Klo zu müssen. Jonhy Wee, dieses Pisssäckchen mit Windelgranulat, wird dann ziemlich schnell vom Kuriosum zum Lebensretter. Ja, als Frau hat das seine ganz eigenen logistischen Feinheiten. Aber man wächst in solchen Situationen so selbstverständlich zusammen, dass der Beifahrer aus Respekt einfach eine Minute länger aus dem Fenster schaut. Wir arrangieren uns. Und vieles von dem, was im zivilen Alltag noch kompliziert oder peinlich wäre, läuft plötzlich erstaunlich pragmatisch ab. Zum Beispiel meine Haare: zu viel Sonne, zu viel Helm, zu viel Wüstensand. Die Struktur war durch. So mussten erst die Spitzen gehen und nach dem Einsatz dann der ganze Rest.

Der Pragmatismus in diesem anderen Leben in einem anderen Land hat meine Selbstwahrnehmung im Hier und Jetzt verändert. Mein Look schien etwas zu behaupten, das man vorher nicht in mir gesehen hatte. Ich liebe dieses Platinblond. Ich kam mit Menschen eines ganz anderen Typs in Kontakt, die weniger an klassischen Rollenbildern hingen und mehr an der Person interessiert waren. Sobald ich mich ein Stück von dieser Standardoptik entfernt hatte, verschoben sich auch die Erwartungen und Zuschreibungen. Mit einem anderen Look verändert sich nicht zwingend der eigene Kern, aber die Art, wie man gelesen wird. Und damit auch, wer sich angesprochen fühlt.

Dann sieht man plötzlich diese sehr kuratierte Form von »natürlich«. Ultra-traditionelle Typen, Make-America-Great-Again-Frauen mit ihren immergleichen Haaren, immergleichen Lippen, ohne Tattoos, eingenäht in die immergleichen unifarbenen Kostümchen. Looksmaxxing-Männer, die mit Bone Smashing und Pumper-Attitüde versuchen, ihr fragiles Ego hinter einer polierten Eitelkeit zu verstecken. Ein neues Normschön bis zur Entsättigung. Das kommt nicht von ungefähr. Ästhetik ist eine Zugehörigkeitserklärung. Und manchmal auch eine Eintrittskarte in politische Gefilde, die sehr genau wissen, welches Bild von Männlichkeit und Weiblichkeit sie dulden und welches nicht. Man gibt Frauen Flügel und schneidet sie ihnen gleichzeitig ab. Je mehr Wimpern, Nägel, Extensions und hochhackige Schuhe sie als Ausdruck ihrer Selbstbestimmung kaufen, desto stärker schränken sie ihre Bewegungsfreiheit ein. Männern erzählen wir, dass Kinn und Kiefer sie zu Alphas machen. Sei kein Beta. Bloß kein Omega. Sei stark. *Stark.* Sei das, was Frauen mit Nägeln, Extensions und High Heels wollen. Ich kann in hohen Schuhen nicht laufen. Ich rede schnell, ich denke schnell, ich gehe schnell. Ich brauche eine Frisur, die gewaschen werden darf. Lange Gelnägel können vielleicht die Hand eines Autokraten auf einem Golfplatz halten, aber nicht die Hand eines Verwundeten im U-Bahnschacht. Je konservativer und radikaler eine politische Strömung, desto klarer die Linie zwischen Mann und Frau. Religiöser Fundamentalismus lebt von dieser Trennung.

Gerade Frauen regulieren wir mit erstaunlicher Konsequenz. Mal sollen sie stark sein, aber bitte nicht bedrohlich. Schlank, aber nicht krank. Begehrenswert, aber nicht selbstbestimmt. Und wenn ein Trend daherkommt, wie dieser fast zerbrechliche Neunziger-Look, Heroinschick in neuem Gewand, tun wir so, als sei das einfach nur die neue Mode. Als hätte es nichts mit Kontrolle zu tun. Wir nennen es Ästhetik. Wir nennen es Disziplin. Wir nennen es Selbstoptimierung. Und übersehen, wie schnell daraus ein kollektives Aushungern wird. Der Körper magert ab, die Kraft sinkt, die Stimme nur noch ein Flüstern. Reproduktionsfähigkeit, Zyklus, Gesundheit – das alles sind Kollateralschäden im Namen eines Ideals, das angeblich zufällig entstanden ist.

In männlich geprägten Systemen gehört dieses Regulieren fast zur sozialen Ausbildung. Kompetenz darf nur in der richtigen Dosierung auftreten, als Mischung aus Durchsetzungsfähigkeit und Gefälligkeit. Nur nicht zu laut. Nur nicht zu präsent. Nur nicht zu emotional. Wir sind die »Zu«-Frauen, die ihre Wertigkeit rechtfertigen und für ihre Akzeptanz kämpfen müssen in einer Welt, die von und für Männer gebaut wurde. »Zu« wird zur Grenze für alles Mögliche. Wer nicht passt, ist zu laut. Zu hysterisch. Zu – ja was denn? Zu viel Mensch? Die Grenze verschiebt sich erstaunlich selten zugunsten derer, die sie ständig austarieren müssen. Wie denn auch, wenn die Kraft in den ausgehungerten Ärmchen fehlt, um die Gewichte in die Waagschale zu hieven?

Wer nicht der Norm entspricht, leistet mehr. Während andere einfach nur da sein dürfen, muss sie, die aus dem Raster fällt, erklären und abfedern. Sie schweigt, wo andere laut werden, und beweist, dass ihr Platz hier kein Zufall ist. In Systemen, die auf Effizienz und Durchhaltevermögen beruhen, wirken Weichheit und die Gnade für sich selbst wie Störfaktoren. Also lernt man, sie zu kontrollieren. Und dann sind da die »Zu«-Frauen, die es trotzdem geschafft haben. Zwischen gesellschaftlichen Erwartungen und biologischen Realitäten, zwischen Karriere- und Reproduktionsfenstern, die sich nicht endlos verschieben lassen. Manche halten das aus. Andere nicht. Das Aussehen, das sie sich antrainiert und angebastelt haben, wird zu einem Bestehen in der Gesellschaft, in der man einfach nur noch die Vorstellungen auf sich prasseln lässt. Aus Aussehen und Bestehen wird Überstehen. Und manchmal reicht die Kraft gerade noch dafür, nicht umzukippen.

Während oben über Fortschritt auf den Solidaritätsevents der »Geschafften« palavert wird, tragen unten andere Frauen die Last der Hackenschuhe auf ihren Rücken. Sie putzen, sie au-pairen, sie verlassen ihre Kinder, um den Nachwuchs derer zu betreuen, die sich an der Spitze behaupten müssen. Frauen ermöglichen Frauen den Aufstieg. Sie gewinnen die Kriege, die Männer angezettelt haben. Sie räumen die Trümmer derer auf, die sich Pyramiden in die Wüste gebaut haben, Mauern um ihre Paläste und Villen auf ihren Inseln. Und dabei scheinen sie nur leider viel zu oft im falschen Licht. Die Hülle wird zum Tempel der Selbstdarstellung, zur letzten Zone, über die man anscheinend frei verfügen kann. Vielleicht machen wir es uns deshalb so schwer mit der ästhetischen Medizin. Wir betrachten sie durch die Brille der Investoren, der großen Beauty-Ketten, die aus Gesichtern Geschäftsmodelle machen und aus Individualität eine skalierbare Maske. Wir sehen Industrie, Uniformierung und Optimierung bis zur Austauschbarkeit. Aber das ist nicht das, was diese Medizin im Kern ausmacht. Zumindest nicht das, was sie ausmachen könnte. Ästhetische, plastisch-rekonstruktive Medizin wird oft beiläufig als Teil der »Schönheitsindustrie« bezeichnet.

Laut Duden ist »Industrie« der Wirtschaftszweig, der die Gesamtheit aller Fabrikationsbetriebe eines Gebietes umfasst, die Güter in Massenproduktion herstellen. Das ist schon bezeichnend genug. Mit dem Ausdruck »Schönheitsindustrie« wird ein ganzer medizinischer Bereich auf einen Aspekt reduziert, der nicht dem Menschen dient, sondern der Masse. In Beiträgen im Rundfunk oder in Posts auf Social Media schwingt fast automatisch mit, dass es »den Frauen« darum gehe zu gefallen. Dass es »die Frauen« seien, die sich verändern lassen wollen. TV-Formate zeigen »Mommy Makeovers«. Allein dieses Wort. Körper, die Schwangerschaft, Geburt und Stillen geschafft haben, werden in ein Vorher-Nachher gepresst und für ihre immense Leistung auch noch degradiert.

Um die Hemmschwelle zu senken, benutzen wir verniedlichende oder abweisende Sprache für Eingriffe. »Baby-Botox«. Was hat ein »Baby« mit »Botox« zu tun? Soll das den Eingriff kleiner machen? Harmloser? Für einen noch früheren Einstieg in die Beauty-Szene und ein längeres Verweilen als Spielball dieser Industrie? Medial erzeugen wir dadurch eine Angst vor dem Altern, die inzwischen so früh beginnt, dass Jugendliche Wirkstoffpflege nutzen, die eigentlich für fortgeschrittene Hautveränderungen gedacht ist. Wir füllen Köpfe, vornehmlich die von Mädchen, mit Idealen und Normen und schaffen parallel eine Industrie, die genau die daraus resultierenden Bedürfnisse bedient.

Diese Industrie sind wir.

Wenn wir uns lieber medial inszenieren, in der Geilheit nach Aufmerksamkeit und Selbstdarstellung, und dabei vergessen, dass es um die Gesundheit unserer Patientinnen geht, dann werden wir zur Schönheitsindustrie. Dann schaffen wir Bedarf, indem wir Bilder reproduzieren. Menschen, deren Doktortitel eher eine Marke statt eine akademische Leistung symbolisiert, setzen sich so präsent in die Köpfe, dass ihre Halbwahrheiten zu Wahrheiten werden. Reichweite ersetzt Evidenz. Und Gesichter werden zu Werbetafeln. Wir bauen Kooperationen mit Influencerinnen auf, behandeln gegen Werbung und operieren kostenfrei vor der Kamera. Was macht das mit uns? Frauenkörper werden zur Handelsware. Patientinnen mit realen Problemen, selbst wenn es »nur« das Gefühl ist, nicht mehr ins Bild zu passen, werden nicht mehr als Menschen mit persönlichen Anliegen reflektiert, sondern als Kundinnen geführt.

Dein Gesicht als meine Werbung. Anstelle von Geld in die Tasche fließt geldwerte Leistung ins Antlitz. Wenn die Behandlung die Bezahlung ist, wo liegt dann die Grenze? Wann ist Schluss? Wie frei bist du zu sagen: »Stopp!« Was ist eine Komplikation wert? Warum geben wir Influencerinnen nicht einfach Geld, mit sauberer Aufklärung und Entscheidungsfreiheit? Ein klarer Handel, mit klarer Trennung und ohne emotionale Bindung. Ich darf klagen. Ich darf unzufrieden sein. Aber nein, Frauengesichter werden mit Beauty bezahlt und wir reden ihnen ein, dass das ein fairer Deal ist. Und mit jedem Bild entsteht das nächste Bild. Wir verabschieden uns von Kuration und ärztlicher Haltung und werden stattdessen zu Industriellen im Weißkittel.

Ich habe keine Angst vor Panzern vor meiner Tür. Ich habe Angst vor den Bomben der Medien. Vor diesem Dauerbeschuss aus Schlagzeilen, Meinungen und Empörung und vor der toxischen Wirkung der Schreihälse, die sich so lange wiederholen, bis aus ihrer Lautstärke meine Wahrheit wird. Wer die Medien kontrolliert, kontrolliert den Verstand. Propaganda kommt nicht mit Marschmusik und Fackelzug, sondern als Dauerton. Sie kriecht sich als Scrollbewegung durch unsere For-You-Pages und drückt sich als Push-Nachricht in unseren Alltag. Wir sitzen mittendrin und plappern nach, oft ohne zu merken, dass wir wie die Lemminge denen mit der größten Followerschaft hinterherlaufen. Es ist zu viel geworden. Ein Immer-Mehr, Immer-Schneller. Diese Flut an Informationen, dieses permanente Reagieren verzeiht kein Innehalten. Kapitulation durch Dauerfeuer. Für Fact Checking bleibt keine Zeit und für Differenzierung noch weniger. Also nehmen wir für bare Münze, was uns oft genug begegnet. Ob nun in der Politik oder dem, was jenseits unserer Grenzen geschieht. Wir sprechen Menschen, die wir nicht kennen, Dinge zu oder ab, weil wir sie sehen, ohne sie je erlebt zu haben. Bilder formen Urteile. Wiederholungen formen Wirklichkeit. Und irgendwann merkte ich gar nicht mehr, wie eng mein eigenes Denken geworden war.

Er: Wann können wir telefonieren?

Ich: Bin bald für ein paar Tage nicht im Camp und ohne Anschluss.

Er: Okay. Dann versuchen wir es ab dem 11.3.

Ich: Test.

Okay, Internet habe ich, aber das Video reagiert nicht.

Er: Schade. Habe gehofft, Sie im Bikini unter der Sonne frikas zu sehen.

In der Praxis sitzen Menschen, deren Gesichter Geschichten erzählen. Die Tränenrinne, die nicht an Müdigkeit erinnert, sondern an Jahre ohne Pause. Die eingefallene Wange, die nicht vom Alter herrührt, sondern von Erschöpfung. Der Blick, der nicht mehr sieht, sondern nur noch schaut. Es geht nicht um Jugend, sondern um Zugehörigkeit zu einem selbst. Wir geben ein Stück die Selbstbestimmung zurück.

Die Patientin sitzt vor mir. Ich sehe jedes Haar im Gesicht, jede kleine Pore. Nichts ist überstrahlt, alles einfach nur da, erfüllt von der natürlichen Angst vor dem Schmerz, der ganz gewiss gleich kommt. Irgendwie wirkt sie traurig. Oder müde? Vielleicht beides. Sonst trägt sie ihr Gesicht wie ein Bollwerk gegen das Leben, durch das niemand hindurchkommt. Ihr Alltag ist durchchoreografiert: aufwachen, an die Decke starren, Instagram checken, Zähne putzen. Alles macht müde. Alles lässt sie erschöpft aussehen.

Die Entscheidung im Bad: Roter Lippenstift, rosa, glossy? Was wirkt am besten gegen das müde Gesicht? Rein in die Sneaker und ab zur Arbeit. Erst im Studio wechselt sie die Schuhe: zwölf Zentimeter Absatz für Unbesiegbarkeit. Und dann steht da trotzdem dieser ganz reale körperliche Schmerz im Gesicht. Ein Kampf gegen die Müdigkeit. Für ihre harte äußere Fassade, die ihre innere Zerbrechlichkeit versteckt.

Noch immer entscheidet Geld darüber, wer Zugang zur ästhetischen Medizin hat. Wer es sich leisten kann, darf entscheiden zwischen gut und besser. Wer das nicht kann, bleibt außen vor oder bewegt sich in gefährlichen Grauzonen. Das Bedürfnis verschwindet nicht durch fehlende Möglichkeiten. Und die sind ohnehin nicht gleich verteilt. Menschen mit sichtbaren Normabweichungen. People of Color. Gesichter, die in kein Schönheitsraster passen. Wer ohnehin außerhalb der Norm gelesen wird, erlebt Ausgrenzung nicht nur im Alltag, sondern auch – und vielleicht sogar noch stärker – in diesem Markt der Immerschönen.

Die Selbstzahlermedizin als marktwirtschaftliche Unternehmung beruht auf einem Geschäftsmodell, das den Menschen allenfalls zum Schein ins Zentrum stellt. Geld hat kein Interesse am Deep Dive in persönliche Hintergründe. Deep Dive passt nicht in einen 15-Minuten-Termin. Deep Dive ist nicht skalierbar – skalierbar, skalierbar, ruft der BWLer und erfindet »Baby-Botox« und Glowbars im »Beigechique«-Style, mit Duftkonzept und Bonuskarte. Menschen, die nicht ins Raster passen, werden diskriminiert, weil das Wissen über ihre besonderen Bedürfnisse fehlt. Währenddessen romantisieren wir das »Clean Girl«-Aussehen auf Plakaten an großen Straßen und merken dabei kaum, wie wir damit das ewig weiße, ewig junge Frauenbild weiter in die Köpfe hämmern.

Dann sind da die Uniformen. Nicht nur die aus Stoff, sondern die aus Titeln und Lebensläufen und den Rollen, die wir den Leuten in ihrem Zwirn und ihren imaginären Orden zuweisen. Wir sehen die Abzeichen aus blauen Häkchen und C-Level-Dienstgraden auf der einen Seite und die Namensschilder und orangenen Westen auf der anderen. Wir sehen eine Fassade und füllen sie mit Kompetenz und Status, weil sie in unsere Schublade passt. Die Dämonen eines

Menschen stehen ihm nicht ins Gesicht geschrieben. Wir arbeiten nebeneinander und vertrauen uns gegenseitig. Und trotzdem bleibt da eine Prise Selbstverständlichkeit, dass bestimmte Türen verschlossen bleiben.

Titel bringen keine Moral. Rang ist keine Haltung. Und eine makellose Fassade ist kein Beweis für Integrität. Soziale Ordnungen prägen uns lange, bevor wir eine sichtbare Uniform anziehen. Wir lernen früh, wie wir wirken und uns bewegen sollen, um dazugehören. Eine echte Uniform kann in diesem Gefüge fast beruhigend sein. Sie verspricht Deutlichkeit und einen Rahmen, in dem die an uns gestellten Erwartungen offensichtlich auf der Hand liegen. Klar gibt es auch solche, die uniformiert sein wollen, weil ihnen das eine Macht verleiht, die ihre schmächtige Brust oder der dicke Bauch ansonsten nicht hergeben würden. Der Zwirn ist wie eine Matrjoschka. Eine Hülle, die eine weitere umschließt. Schicht um Schicht, bis man an einen Kern gelangt, der gut geschützt und selten offenkundig ist. Vielleicht ein kleines Juwel oder gar das Böse, das tief in jedem von uns vergraben zu schlafen scheint?

Mit der Wahl unserer Ästhetik wählen wir, welche Hülle sichtbar wird. Jede Entscheidung – jede Frisur, jedes Tattoo – für oder gegen ein bestimmtes Bild ist immer auch ein Zugeständnis oder eine Absage an eine Zugehörigkeit. Sie ist Ausdruck und zugleich Konstruktion. Individualität war vielleicht nie so leicht zugänglich wie heute und zugleich nie so sehr eingebunden in äußere Vorstellungen und Zuschreibungen. Jede Hülle offeriert eine Erwartung und versteckt die nächste Schicht darunter. Wieder und wieder bis runter zum Kern. Ohne unsere vielen kleinen, anderen Seelen bleibt selbst die Uniform, häufig die äußerste Schicht, bedeutungslos. Doch wer zieht sich warum ein so offensichtliches Zeichen der Zugehörigkeit an?

Die Bundeswehr ist bei Weitem kein Querschnitt der Gesellschaft. Dafür fehlt ihr die Diversität. Mit der miserablen Frauenquote außerhalb des Sanitätsdienstes, mit kaum vorhandener Migrationsgeschichte und einer religiösen Pluralität, die nicht im

Ansatz der gesellschaftlichen Realität entspricht, ist mit dem Aussetzen der Wehrpflicht auch der Einblick in diesen eigenen Haufen verloren gegangen. Und trotzdem ist die Bundeswehr diverser, als man allein an der Uniform ablesen kann. Selten hatte ich die Chance, mit einem so verschiedenartigen Konglomerat an Menschen zusammenzukommen.

Normalerweise bewegen wir uns in vertrauten sozialen Räumen, ob in der Stadt oder auf dem Dorf. In der Bundeswehr ist das anders. Die Wehrpflicht hatte zumindest den Effekt, Menschen zusammenzubringen, die sich im zivilen Leben vermutlich nie begegnet wären. Heute stellt sich die Frage neu, wer überhaupt noch dient und aus welchen Motiven, seit es keine Pflicht mehr gibt. Für manche ist das Geld, für andere die Aussicht auf Karrierechancen, die ihnen anderswo verwehrt bleiben würden. Für wieder andere ist es eine Form der Perspektivöffnung, weil der Eintritt in dieses System mitunter niedrigschwelliger ausfällt als der soziale Aufstieg in anderen Bereichen.

Gleichzeitig bleiben hier genauso Türen verschlossen. Formale Hürden, mentale Schranken und implizite Bilder davon, wer »passt« und wer nicht, entscheiden mit darüber, wer in »den Bund« hineinfindet. Wehrhaftigkeit muss in der aktuellen Weltlage neu gedacht werden, sowohl nach außen als auch nach innen. Wir können uns nicht mehr darauf verlassen, dass Verteidigung nur die Sache junger, fitter Männer ist. Sie ist eine gesamtgesellschaftliche Aufgabe. Das geht los bei der Verteidigung der Meinungsfreiheit, bei freier Lehre und freier Forschung. Wenn diese Grundlagen einmal ins Wanken geraten, kostet es viel Energie, sie wieder zu stabilisieren. Systeme, die sich dem Schutz solcher Werte verschreiben, sollten gedanklich offen genug sein, um alle aufzunehmen, die sie verteidigen wollen. Dazu gehört unternehmerisches Denken genauso wie zivile Expertise. Schotten sich Kasernen immer weiter ab und verschwinden die natürlichen Berührungspunkte, gelangen immer weniger Menschen durch Pflicht oder Zufall in dieses System. Die Verbindung wird dünner. Und mit ihr schwindet das gegenseitige Verständnis dafür, was Verteidigung in einer offenen Gesellschaft eigentlich bedeutet.

Seemannssonntag

Sie: Hast du Lust und Zeit auf einen Kaffee? Mich hat's tatsächlich hierher verschlagen.

Ich: Bin derzeit im Praktikum. Wie lange bist du denn da?

Sie: Oh, klingt spannend! Bin auf jeden Fall noch nächste Woche da.

Ich: Was führt dich denn her?

Sie: Aspides.

Ich: Nachwirkungen?

Sie: Genau das.

Ich: PTBS?

Sie: Nein, da ich das C Kriterium nicht erfülle, aber Einsatzschädigung. Mein Vermeidungsverhalten ist nicht ausgeprägt genug.

Gesundheitsziffer

Vielleicht führt all das zu der unbequemsten Frage von allen: Was ist der Preis für mein Geschlecht? Die Medizin liebt Raster und Kategorien. Wir pressen Diagnostik in Fließschemata, Therapien in Stufen und Symptome in Komplexe, um die immense Wucht an Wissen und Individualität handhabbar zu machen. Unsere Konstrukte drucken wir in Anatomielehrbüchern ab und sind dann überrascht, wenn sich die Natur nicht an die Abbildung in den abgegriffenen Wälzern hält. Kategorien beruhigen. Das weiß ich als Notärztin nur zu gut. Die Schemata geben Halt im Chaos.

Doch es gibt immer wieder Abweichler. Maskierte Fließlinge, die sich einschleichen und alles aus der Bahn werfen. Sie fordern mein Denken heraus und kosten Energie. Solche Fälle wirken wie kleine Disruptionen im Alltag. Manchmal reicht das schon, um eine diffuse Unruhe oder sogar Wut zu verspüren. Wir mögen nicht, wenn unsere perfekte Welt einer perfekten Illusion ihr Fundament verliert. Vielleicht sollten wir uns daher ernsthaft fragen, in welchen Kategorien wir bisher gedacht haben und was uns das gekostet hat.

Frauen sind dafür das Paradebeispiel. Wir haben sie in Lehre und Forschung so lange nicht mitgedacht, dass es fast irritiert, wenn man sich nüchtern die Statistik anschaut: Frauen leben im Schnitt länger als Männer, trotz all der Lücken und blinden Flecken. Würden sie selbstverständlich in medizinische Studien einbezogen und ihre Bedürfnisse in Verkehrssystemen, Stadtplanung und Arbeitsmodellen konsequent berücksichtigt, wäre das ein Zugewinn für alle. Dem gegenüber stehen die Männer, die statistisch trotz all der guten Forschung und ausgelegten Fließschemata auf ihre erforschten Erkrankungen früher sterben. Wie wirkmächtig muss ein Männlichkeitsideal sein, dass trotz eines vermeintlich perfekt auf sie abgestimmten Gesundheitssystems Nähe, Schwäche oder Vorsorge immer noch als Makel erscheinen? Unsere Gesellschaft krankt weniger an einzelnen Körpern als an den Bildern, die wir ihnen überstülpen. Vielleicht denken wir insgesamt zu gern in Ziffern. Menschen entlang selbst erstellter Merkmale zu sortieren, fühlt sich effizient an und lässt sich so wunderbar einfach lernen.

Also ja. Wir sind zu faul, um die Grenzen unserer eigenen Kategorien zu pushen, und zu stolz, um in unserem eigentlichen Sein aufzugehen. Deshalb knüpfen wir Dinge an Äußerlichkeiten und Tittenform und Penetration und Länge und Haare und all die anderen wunderbar messbaren Parameter, als ließe sich Identität sauber vermessen und in eindeutige Schemata pressen. In der Bundeswehr bekommt dieses Sortieren eine sichtbare Form. Frau-Sein tritt in den Hintergrund. Als Ärztin halte ich mich neutral, so neutral, wie es der Rahmen verlangt. Tattoos verschwinden unter dem Kasack, der Schmuck bleibt zu Hause, das Make-up minimal. Funktion vor Ausdruck. Auftrag vor Persönlichkeit. Was mir bleibt ist Orphéon und der heimelige Duft von Zeder und Wacholderbeere.

Uniformen sind dafür gemacht, Unterschiede zu glätten. Alles richtet sich auf die Funktion aus. Wer man ist interessiert weniger als das, was man kann. Ausdruck reduziert sich auf das Erlaubte. Alles andere verschwindet unter Stoff. Die Uniform schafft Klarheit, aber kostet immer auch ein Stück deiner Persönlichkeit. Man lernt, sich in dieses Raster einzufügen. Das System belohnt Anpassung. In der militärischen Ausbildung zeigt sich das besonders deutlich. Es gab Lehrgänge, in denen eine Frau im Hörsaal eine Ausnahme war. Ein administrativer Zufall mit der subtilen, permanenten Bewährung: Vorne laufen. Tempo vorgeben. Mit 15, 20 Kilo Gepäck den Hügel hinauf, wieder und wieder. Als Erste im Geschirr der Fallschirmsimulation. Als Letzte die Beine oben halten. »Sie haben sich das ausgesucht. Sie können jederzeit aufhören. Füße höher.« Der rot markierte Zeigestab gegen die Schienbeine, bis die Muskeln brannten.

Fallschirmspringen folgt klaren Abläufen. Der Offizier springt zuerst. Führung wird körperlich demonstriert. Hopp tausend. Zwotausend. Dreitausend. Überprüfe Kappe, halte Umschau. Segeln. Hacken zusammen. Der Aufprall. Alles heil. Wie ein Ritual diszipliniert der Drill die Angst. Das System will Verlässlichkeit. Im Einsatz zählt kein Zögern. Wer führt, geht voran. Wer dazugehört, funktioniert im Gefüge. Akzeptanz entsteht über Leistung und über Durchhalten, über das Einpassen in eine Struktur, die wenig Spielraum für Abweichung lässt. Der Preis zeigt sich darin, wie viel von der eigenen Kontur abgeschliffen wird, bis sie ins Raster passt.

Was kostet eine Frau?

Bericht von A., weiblich, Ende zwanzig

Wenn einen das, was man selbst so dringlich haben möchte, fast umbringt – ist es dann wirklich das Richtige? Bei der Erinnerung an meine frühe Kindheit kommt mir eine Szene in den Sinn, die damals völlig insignifikant wirkte, aber in der Rückschau von Bedeutung sein sollte. Ich war etwa drei Jahre alt und stand im Wohnzimmer meiner Eltern. Der Fernseher lief nebenbei, so wie er das oft tat, und ich schaute zu als kleiner, aufmerksamer Junge. Noch ohne die Begriffe und Schubladen, mit denen man später die Welt sortiert, blickte ich durch die Röhre in diese andere Realität. Auf dem Bildschirm erschien eine wunderhübsche Frau. Ich kann heute nicht mehr sagen, wer sie war oder worum es in der Sendung ging. Aber etwas an ihr zog mich an, ohne dass ich hätte erklären können, warum. Es war eher so ein inneres »Aha«, eine Erkenntnis, für die meinem kindlichen Verstand noch die Worte fehlten. Ich zeigte auf den Fernseher und sagte zu meinen Eltern: »So will ich auch einmal sein.«

Für einen kleinen Bengel wie mich war das kein großes Ding. Nur ein Kind, das einen Satz sagt, weil Kinder eben ihre Wahrheit frei herausplappern. Rückblickend merke ich, dass dieses Gefühl nicht nur in dem einen Moment da war. Dass ich »süß« bin, das höre ich bis heute und meistens hatte ich lieber Mädchen um mich rum. In der Welt der Barbies und Pferde bewegte ich mich mit der Natürlichkeit eines Kindes, das sich über nicht mehr als den Spaß an der Freude Gedanken machen musste. Es gab in meinem Umfeld keine Sätze, die mir hätten erklären können, warum ich mich manchmal so fühlte, als würde ich in einer Rolle stehen, die alle anderen selbstverständlich finden, nur ich selbst nicht. Da waren keine Vorbilder oder Worte, nur dieses diffuse Ziehen in eine Richtung. Wie Heimweh, aber ohne zu wissen, wohin.

Ich lebte ein völlig normales Dorfleben in einem ganz normalen Kinderzimmer mit ganz normalen Eltern. Doch in mir war etwas, das ich nicht einordnen konnte, ohne dass es sich fremd oder fehl am Platz angefühlt hätte. Es gehörte einfach dazu, so wie andere Dinge auch, über die man als Kind nicht nachdenkt. Ich bewegte mich in dieser Welt, ohne das Gefühl zu haben, aus ihr herauszufallen. Eher, als würde ich etwas wahrnehmen, das sich noch nicht sortieren ließ und das auch gar keine Ordnung verlangte. Erst viel später habe ich verstanden, dass manches lange existiert, bevor man überhaupt lernt, wie man darüber spricht.

Der süße Junge wurde ein pubertierender Lausbub. Mehr passierte erst einmal nicht. Die Jahre liefen weiter, die Pubertät kam, tat, was sie tun sollte, und ging wieder. Mein Körper veränderte sich. Aber das Gefühl von früher verschwand nicht. Es lief einfach mit. Wie etwas, das man nicht ständig bemerkt, aber auch nicht wirklich verliert. Nur irgendwann war ich kein Kind mehr. Und mir wurde klar, dass es Dinge gibt, die man nicht ewig offenlassen sollte. Ich hatte genug Abstand zu mir selbst, um zu verstehen, dass dieses Empfinden kein Zufall war, sondern etwas, mit dem man arbeiten konnte.

In dieser Zeit begann ich, mich ganz konkret mit meinem Geschlecht auseinanderzusetzen. Ich diskutierte zum ersten Mal mit mir selbst, wie ich wahrgenommen werde und welche Rolle man mir zuschreibt. Es ging mir dabei nicht um Sexualität oder um irgendeine Form der Provokation. Mein Körper war kein Feind. Ich fühlte mich in ihm wohl, auch damals schon, weswegen ich nie den Impuls hatte, etwas loszuwerden oder abzuschneiden. Doch da war etwas anderes. Und so kam die Frage auf, ob man diesen Wunsch nun ernst nehmen darf und ob ich bereit bin, mein Äußeres mitzunehmen.

Ich wusste, dass sich Körper verändern können, aber auch, dass Veränderungen nie neutral sind. Frauen werden gelesen, bewertet und einsortiert. Ihr Aussehen entscheidet mit darüber, wie sicher sie sind und wie viel Raum sie in der Gesellschaft bekommen. Wenn ich also diesen Weg gehen würde, dann garantiert nicht halb. Mir war schon früh klar, dass Aussehen eine Rolle spielt und mich in einer gewissen Weise schützen kann. Schönheit öffnet Türen und manchmal muss man sich in dieser Welt selbst die besten Voraussetzungen schaffen, um überhaupt gesehen zu werden.

Für mich ging es dabei nie nur um Kleidung. Ich wollte mir keine äußere Hülle überstreifen, um etwas auszuprobieren, sondern mir diese Rolle anziehen, mit allem, was dazugehört. Wenn Frau, dann nicht als Zwischenlösung. Die Transition war für mich kein Kostüm, sondern der Moment, in dem ich die Entscheidung fasste, diese Rolle ernst zu nehmen.

Im Alter von etwa 15 Jahren begann ich über Geschlechtsangleichungen zu recherchieren. Allerdings waren damals die Zeiten noch anders. Heutzutage ist eine Transe fast schon nichts Ungewöhnliches mehr. Du kannst dir überall auf YouTube Videos ansehen, wie aus Penissen Vaginas werden. Zu meiner Zeit gab es das kaum. Jetzt ist das Internet voll mit Informationen. Instagram und TikTok geben dir ungefilterte Erfahrungsberichte. Menschen dokumentieren ihre Transition Tag für Tag, vom ersten Termin bis zum Abschluss der Behandlung.

Doch der Mangel an Informationen hielt mich nicht davon ab, meinen Entschluss umzusetzen. Ich fing an, fleißig zu kellnern, um mir für die anstehenden Operationen etwas anzusparen. Eine Geschlechtsangleichung ist ziemlich teuer, aber ich hatte das Glück, dass mich meine Eltern unterstützten, als es mit 18 Jahren endlich so weit war.

Als Erstes ging es zu Ärztinnen und Psychologen. Viele wussten selbst nicht so genau, wie sie mit dem Thema umgehen sollen. Man merkte, dass es dafür noch keine richtige Routine gab. Am Ende bekam ich Hormone und das war der erste tatsächliche Schritt. Die hormonelle Umstellung macht sich zuerst im Kopf bemerkbar, erst später kommt der Körper hinterher. Die Veränderung sieht man nicht sofort. Kein großer Knall und auf einmal ist alles anders. Mir war das zu wenig. Ich wollte alles und das in kürzester Zeit. Also ging ich mit der Volljährigkeit in eine Spezialklinik nach Spanien. Mein Vorteil war, dass sich mein Körper während der Pubertät äußerlich nicht stark veränderte und ich weiterhin schmal und zart gebaut blieb. Ich musste mir keine Sorgen machen, dass nachher ein anmutiger Frauenkopf auf breiten Schultern sitzen würde.

Bevor irgendetwas an meinem Gesicht passierte, war mir eines klar: Ich wollte nicht einfach nur irgendwer werden. Ich hatte Bilder im Kopf. Vorstellungen davon, wie diese Frau aussehen sollte. Durch die Transition bot sich mir die einmalige Gelegenheit, mein Äußeres nahezu auf einem Reißbrett zu kreieren.

Ich bin schon immer sehr auf meine Optik bedacht gewesen. Selbst als Junge achtete ich darauf, wie ich aus dem Haus ging. Meine Wirkung war mir nie egal. Zwar sah ich mich in meinem Kopf schon immer als die im Kleid, aber es wäre mir noch als Typ nie in den Sinn gekommen, damit durch die Gegend zu laufen. Mir war klar: Wenn Frau mit Kleid, dann richtig Frau mit Kleid. Diesen Anspruch hatte ich an mich und meine Ästhetik.

Entsprechend akribisch setzte ich mich mit meinem neuen Gesicht auseinander. Ich wusste ziemlich genau, was ich wollte. Denn bei einer meiner Online-Recherchen stieß ich auf eine Transfrau, die mich durch ihre Optik und ihr Auftreten überhaupt unglaublich faszinierte: die kanadische Transsexuelle Gigi Gorgeous. Blonde Wellen, große Augen, lange Wimpern, weiche Lippen, eine zarte Nase. Sie sieht aus wie die erwachsene Version der Barbies, mit denen ich aufgewachsen bin. Sie ist nicht nur hübsch, sondern beruflich auch äußerst erfolgreich. Gigi war meine Frau, mein Ideal! Dabei wurde mir auch klar, dass mein Aussehen Türen öffnen kann. Weil ich nun die Möglichkeit hatte, mich neu zu bauen, musste verdammt gut überlegt sein, wie.

Nach den Operationen im Gesicht folgte irgendwann, fast zwangsläufig, auch die Geschlechtsangleichung. Das gehörte für mich damals dazu. Ich wollte keinen Zwischenzustand, sondern einen Körper, der dem entsprach, wie Frauen gelesen werden. Das hatte nichts mit einer Abneigung in irgendeiner Form zu tun. Ich habe mich nie gegen meinen Körper gestellt. Für mich war die Anpassung eher ein Weitergehen, ein Schritt, der die Frauwerdung vollständig machte. Rückblickend hatte ich mir doch recht wenig Zeit gelassen, darüber nachzudenken, was das bedeutet.

Schon am Vorabend der Operation beschlich mich so ein unbestimmtes, schlechtes Gefühl. Innerlich schellten die Alarmglocken. Und trotzdem dachte ich mir: »Scheiß drauf, ich mache das jetzt!« Hätte ich mal auf meinen Bauch gehört, denn leider lief wirklich einiges schief. Ich bekam eine Sepsis, eine Blutvergiftung. Von einem Moment auf den anderen ging es nicht mehr um meine Zukunft und Visionen, sondern nur noch ums nackte Überleben. Neun Wochen Krankenhaus. Neun Wochen zwischen Hoffnung und Angst.

Medizinisch war ich nach der Operation irgendwann fertig. Für meinen Körper fühlte sich das vollkommen anders an als gedacht. Die Komplikationen hinterließen Spuren, tiefer, als ich es je hätte erwarten können. Wie denn auch? Ich war ohne große Recherche in diese Operation gegangen, getragen von der Vorstellung, dass diese Vagina mich zu einer vollständigen Frau machen würde. Geblieben sind massive Vernarbungen.

Mein Bild von einer Frau, oder anders gesagt, mein Bild davon, was Frausein bedeutet, hat mich fast umgebracht. Und jetzt bin ich hier. Mit dieser wunderschönen Designer-Muschi und lasse mich trotzdem durch den Arsch vögeln.

Ich musste meinen Körper erst einmal komplett neu kennenlernen. Herausfinden, was noch geht und was sich gut anfühlt. Wieder einmal fehlte mir die Geduld dafür. Ich sprang direkt ins kalte Wasser. All in. Unsicherheit, Zurückhaltung und Passivität sind nie mein Modus gewesen. Ich habe immer klar gesagt, wie mein Körper funktioniert. Das Zepter gehört mir und die Männer nehmen dankend an. Für Hemmungen gibt es keinen Platz. Wenn ich etwas mache, dann mache ich es richtig.

Fast sein Leben zu verlieren, um einem Bild zu entsprechen, das ich von Weiblichkeit hatte, verändert den Blick. Vor allem wenn man sich klarmacht, wie selten der nackte Körper überhaupt eine Rolle spielt. Ein paar flüchtige Momente vielleicht in der Sauna oder beim Sex. Mehr Gelegenheiten gibt es nicht. Trotzdem habe ich genau dafür alles riskiert. Ich bin diese Vorstellung einer Frau geworden. Mein Spiegelbild war auf einmal nicht nur stimmig, sondern so wirksam, dass es mir Türen öffnete. Ich wurde auf der Straße angesprochen und aus dem Nichts als Model gebucht. Mein Gesicht und mein Körper tauchten in Kampagnen auf, ohne dass je jemand meine Transsexualität vermutet hätte. Ich war nicht nur eine Frau, sondern *das* Bild einer Frau. Aus dem Gesehenwerden wurde Arbeit, aus der Arbeit Einfluss, aus dem Einfluss die Freiheit, mich weiterzuentwickeln.

In der Zwischenzeit habe ich den Job als Model nahezu komplett an den Nagel gehängt. Ich arbeite aktuell nur noch mit einem einzigen Kunden, weil ich zusammen mit ihm wachsen und mich entwickeln durfte. Den kümmert auch nicht, dass ich meine fast hüftlangen blonden Haare ziemlich kurz abgeschnitten und dunkler gefärbt habe. Ich hatte Bock auf diesen burschikosen Look. Es fühlte sich richtig an. Ich habe seit meiner Angleichung hart gearbeitet und mir ein so starkes Fundament aufgebaut, dass ich meinen Körper nicht mehr dem Kommerz hingeben muss. Das Barbie-Ding ist durchgespielt. Und mit diesem Schritt kam eine ungeahnte Leichtigkeit.

Der Druck fiel ab, mein Äußeres nicht mehr wie eine Aufgabe betrachten zu müssen. Optik öffnet Türen. Ich wollte sehen, wie weit ich gehen kann, und spürte dabei, wie viel Macht Aussehen geben kann. Mit meinem Glamour-Look fiel mir der Zugang zu bestimmten Kreisen leicht. Männer mit Geld stehen auf Frauen wie mich. Es gab Zeiten, da habe ich unglaublich viel gedatet. Ich liebte das Spiel um Aufmerksamkeit und war scharf darauf zu testen, wie weit ich gehen kann. Dabei habe ich schnell gemerkt, wie viel Spielraum entsteht, wenn man begehrt wird. Und wie viel Kontrolle damit einhergeht. Das hatte nichts mit Bedürftigkeit zu tun, eher mit Neugier und Lust an der Wirkung. Diese Position genoss ich – Macht lag mir.

Erstaunlich viele Männer bemerkten lange Zeit nicht, dass mein Körper das Resultat plastischer Chirurgie ist. Heute sage ich früher, dass ich eine Transfrau bin. Warum auch nicht? Ich mache daraus kein Thema. Es gehört zu mir. Ich weiß, wer ich bin und was ich kann. Was andere daraus machen, liegt nicht mehr bei mir. Würde ich das jedes Mal betonen, käme es so rüber, als müsste ich mich rechtfertigen oder würde mich abwerten. Dafür gibt es keinen Grund. Ich kenne die biologischen Unterschiede.

Mit der Zeit hat sich mein Barbie-Frauenbild verschoben. Ich habe gemerkt, dass ich mich davon lösen kann, ohne etwas zu verlieren. Meine Weiblichkeit ist nicht an eine bestimmte Form gebunden. Weniger Make-up, kürzere Haare, ein burschikoser Look fühlen sich jetzt an wie ein Aufatmen. Der Zwang ist weg, permanent ein Ideal bedienen zu müssen. Heute sehe ich meinen Look als etwas Bewegliches. Ich habe die Leichtigkeit, vom Standard abzuweichen, und spiele damit. Wahrscheinlich habe ich erst mit meinen kurzen Haaren verstanden, was mir diese Freiheit wirklich bedeutet. Denn ich weiß auch, wie es sich anfühlt, wenn ich sehr feminin auftrete. Das ist die Welt der Ausleuchtung. Da gibt's kein Verstecken und dadurch entsteht ein enormer Druck. Das kann Spaß machen, ich habe das immerhin lange genossen. Aber es ist wahnsinnig viel Arbeit.

Was kostet Frausein? Was kostet der Blick der Männer? Aussehen ist eine Währung. Männer sehen Männer oft genauso körperlich wie Frauen. Man schaue nur, wie hart die schwule Welt miteinander umgeht. Aussehen ist eine Eintrittskarte in die Gesellschaft, das durfte ich selbst nur allzu nah miterleben. Aber irgendwann stellte ich mir die Frage, was sie mich eigentlich kostet – und, ob ich überhaupt noch hineinwill.

Im queeren Dating habe ich dann verstanden, was mir die ganzen Jahre über fehlte. Begegnungen verlaufen anders, wenn keine heteronormativen Erwartungen im Spiel sind. Mich interessieren Menschen, die sich nicht selbstverständlich einordnen und ihre eigenen Widersprüche kennen. Ich will mehr Offenheit, mehr Individuum, das nicht in eine Schablone passt. Ich brauche die Gespräche mit Reibung und Humor und Intelligenz. Sich zu erlauben, wirklich man selbst zu sein, war für mich ein Privileg, das ich mir erst erarbeiten musste. Ich habe gemerkt, dass es einen Unterschied macht, ob man sich früh fragen muss, wer man eigentlich ist, oder ob man einfach in eine Rolle hineinwächst. Während viele Heteros bequem in gesellschaftlichen Normen verharren, sind queere Menschen früh gezwungen, sich mit ihrer Passform auseinanderzusetzen. Das ist unbequem, aber schafft Freiheit. Im Denken, im Handeln, im Aussehen. Ich empfinde mein Äußeres als selbstgewählten Misfit. Heute kann ich sein, was ich will, und morgen etwas anderes.

Das bedeutet aber auch, Normen bewusst zu brechen. Man eckt an, man polarisiert, man wird bewertet. Doch genau darin liegt die Autonomie. Ich spiele mit Ästhetik auf mehreren Ebenen gleichzeitig. Das ist meine Freiheit. Das ist mein Bewusstsein. Das ist die Misogynie, die ich erlebe. Ich bin ein Spielball der Geschlechter und die gesellschaftliche Wut auf die weibliche Ästhetik zeigt sich besonders dort, wo Frauen beginnen, sich aus festgeschriebenen Rollen zu lösen. Selbstbestimmung wird zur Bedrohung.

Ich erlebe das auch immer wieder in meinem Alltag. Frauengesichter voll mit Botox und Filler werden totgeschwiegen. Niemand spricht darüber. Offenheit wäre ein Skandal. Diese Verlogenheit ist das eigentliche Drama. Je weniger darüber gesprochen wird, desto länger hält sich das Märchen vom natürlichen Frauenbild. Frauen, die mit 60 aussehen wie 25, gelten als Ideal, ohne zu erwähnen, dass dahinter Geld, Medizin und Disziplin stehen. Das Ergebnis ist ein toxisches Ideal, gebaut auf unverhohlenen Lügen. Als Frau bedarf es Mut, um der Lüge dieser perfekten Inkarnation der Weiblichkeit zu widersprechen. Der Mensch braucht seine Kategorien: Eine Frau mit Penis ist keine Frau. Eine Frau mit kurzen Haaren ist keine Frau. Eine Frau mit Hose ist keine Frau. Eine Frau ohne Kind ist keine Frau. Eine Frau. Keine Frau. Ja, was denn?

All we have is now

Er: Hi everyone. Take a deep breath. Leave whatever happened today at the door.

Ich: Fuck.

Er: Add a little resistance. Not much. Just enough to feel.

Ich: Atmen.

Er: You're stronger than the voice that wants to quit.

Ich: Wann kauf ich ein?

Er: In four we rise. Four. Three. Two. Up.

Ich: Sieben Tage Dienst.

Er: This is the part where it gets uncomfortable.

Ich: SCHREI MICH NICHT AN.

Er: Final push. Give me everything for thirty seconds.

Sprung auf, Marsch, Marsch!

5:15 Uhr am Hanger. Exakt 15 Minuten nach dem Klingeln meines Weckers. Ich habe, wie immer, wenn ich Frühschicht bei der Flugrettung habe, auf der Wache geschlafen. Ich putze mir die Zähne, schlüpfe in meine Uniform, mehr braucht es nicht. Wir Schichtdienstler leben zwischen den Zeiten. Sonntag ist wie Mittwoch. Die Arbeit beginnt bei uns früh, bis Mitternacht. Müdigkeit wird zum Dauerzustand. Ich schleiche mich nach unten in die Diensträume und checke kurz das Wetter. Ein Blick aus dem Hangar. Der Turm, ein paar hundert Meter von uns entfernt, scheint schon im Licht der ersten roten Sonnenstrahlen. Der Tag wird gut. Im Team prüfen wir die Maschine und unsere medizinischen Geräte. Handgriffe, wie wir sie in jeder Schicht tun. Unsere Tage beginnen mit einem gemeinsamen Briefing. Zwei Flieger im Cockpit, meine Notfallsanitäterin und ich hinten in der Kabine. Unsere Pilotin berichtet über das Wetter und weist uns auf Besonderheiten hin. Dann der kurze Check in die Runde: Alle fit to fly?

Mit einem Kraftakt schieben wir die Hangartore auf, der Hubschrauber wird ausgehallt. Am Horizont schiebt sich die sommerliche Morgensonne in den Tag und taucht uns in ein sanftes Rosé. Noch einmal durchatmen. Ich höre Vogelgezwitscher und muss unwillkürlich lächeln. Dieses helle »Tschilp Tschilp« hat etwas Unangestrengtes. In Einsatzgebieten, sei es die Wüste oder auf hoher See, hört man keine Vögel. Solange man dort ist, bemerkt man das nicht. Erst zu Hause wird das Zwitschern durch das offene Fenster drängend präsent. Das Geräusch, das immer da war und deshalb nie auffiel. Ein kleiner Piepmatz für die Selbstverständlichkeit von Freiheit.

Anders als in der Notaufnahme sind wir im Rettungsdienst ein kleines Team. Unser Dienst findet auf engstem Raum statt. Ob im Notarztwagen oder im Hubschrauber, so richtig aus dem Weg gehen kann man sich nicht. Es ist fast ein wenig wie damals in Mali oder Afghanistan. Nur dass unser Operationsgebiet jetzt die Straßenzüge im Wedding sind, die Autobahn um Berlin und die Wohnungen der brandenburgischen Anwohner. Je besser das Team, desto besser der Auftrag. Kleine Rituale gehören ganz selbstverständlich dazu. Fast wie ein Kitt zwischen uns Menschen, die durch den Dienstplan zusammengewürfelt worden sind und nun gemeinsam für das Überleben anderer performen. Unser Frühstück ist trotz ständig möglicher Unterbrechung fest gesetzt. Wir sind gut darin geworden, Dinge zuzubereiten, die auch nach zweimaligem Aufwärmen noch schmecken. Porridge geht immer. Brötchen sind langweilig, aber verlässlich. Mittags Kartoffelsuppe – hervorragend. Abends Ofengemüse. Mal kocht die Crew, die noch auf ihren Schichtbeginn wartet, mal bleibt genug Zeit, selbst etwas vorzubereiten. Dienst auf dem Sprung, Wissen in der Schublade.

Morphin in der rechten Beintasche. Robuste Handschuhe links. Einweghandschuhe in der Weste. Taschenlampe, Diagnostikleuchte. Stethoskop. Eine Berechnungshilfe zur Dosierung von Medikamenten für Kinder im äußersten Notfall. Ein Funkgerät rechts. Ein Wireless Intercom links. Sprung auf, Marsch Marsch! Wir sind bereit.

Der erste Alarm. Er klingelt auf allem, was klingeln kann, ob Monitor, Pager, Diensthandy oder Tablet. Innerhalb von Sekunden sind alle Systeme wach. Und wir auch. Unsere Pilotin sitzt fast zeitgleich in der Maschine. Ihr Kollege checkt mit meiner Sanitäterin mögliche Landeplätze. Luftrettung in einer Großstadt ist nichts, was man mit dem Kopf so nebenbei macht. Landeflächen werden in kürzester Zeit auf digitalen Karten geprüft und Machbarkeit gegen Hindernisse abgewogen. Nicht immer können wir direkt am Einsatzort landen. Oft sind wir auf Notarztzubringer angewiesen, ob bei der Polizei oder der Feuerwehr. Wenn sie nicht verfügbar sind oder das Lagebild es nicht zulässt, bleibt die Rettungswinde. Für genau solche Szenarien ist die gesamte MedCrew auf diesem Helikopter ausgebildet. Wir kennen die spezifischen Maßnahmen und trainieren fast täglich im Dienst die klaren Abläufe.

Als ich damals Ärztin wurde, hatte ich keine Vorstellung davon, wohin mich dieser Beruf einmal führen würde. Dass Bundeswehr ihre Spezifika mit sich bringt, war klar. Aber das hier? Nicht im Ansatz hatte ich ein Bewusstsein dafür, welche Kompetenzen ich einmal außerhalb meiner medizinischen Befähigung erwerben würde. In all unseren Einsätzen waren wir stets darum bemüht, uns im Team ein Stück weit ersetzbar zu machen. Jeder sollte alles zumindest ein wenig können. Diesen Anspruch hatten wir nicht nur aus Neugier auf die Funktion und Kompetenz der anderen in diesem gut geölten Getriebe namens Militär, sondern auch aus schlichtem Selbsterhaltungstrieb heraus. In Mali war an keinem der langen Tage draußen, außerhalb des Camps, eine zweite Ärztin dabei. Das Risiko, außer Gefecht gesetzt zu werden, teilten wir allerdings fair untereinander auf. Also ja – ich wollte, dass mein Team mir helfen kann, so wie ich meinem Team helfen können wollte.

So lernten wir voneinander. Brachten uns Medikamente und Gerätekunde bei. Am Ende konnte ich Gleitschutzketten aufziehen und mit Fettpresse und Schmiernippel unseren Panzer in der Wartungsphase aufbereiten. Dieses Prinzip behielten wir bei. Egal in welcher Umgebung, egal mit welchen Menschen. Wir passten unser Können dem Auftrag an. Und zurück in der Heimat verlangte der Auftrag besonderes, ich würde sagen, Klettergeschick. Die Tätigkeit auf diesem speziellen Einsatzmittel, in diesem speziellen Einsatzgebiet, brachte die Notwendigkeit eines Industriekletterscheins mit sich. Das ist Teil der Ausschreibung und Teil der geforderten Fähigkeiten. Also kletterten wir, hingen in Seilen und zerrten uns aus misslichen Übungslagen heraus. Vor allem aber gewannen wir Vertrauen in die Systeme, in die wir uns bei jedem Einsatz mit der Rettungswinde einhängen.

Innerhalb von zwei Minuten rotieren die Blätter so schnell, dass wir abheben. 2421 Einsätze im vergangenen Jahr. Mehr als 70 davon mit Rettungswinde. 2421 Mal Atemnot mit Sprechdyspnoe. Veränderte Hautfarbe. Bewusstseinstrübung. Person unter Zug. Bewusstlosigkeit mit ungewisser Atmung. Herzbeschwerden. Reanimation. Was uns vor Ort erwartet, wissen wir nie genau. Es kann alles sein. Und genau das ist vermutlich auch der Reiz der Notfallmedizin. Wir denken in Algorithmen und Beschwerdekomplexen. Wir arbeiten zügig, aber mit Bedacht.

»Reanimation« sagt die Anzeige auf unseren Monitoren. Dann wird nicht diskutiert oder überlegt, sondern gehandelt. Wir hinterfragen nicht, was uns die Leitstelle als Alarmfax schickt, dafür bleibt in solchen Momenten keine Zeit. Draußen sind es angenehme 12 Grad und es ist trocken, fast schon gnädig. Wir wissen, dass es auch anders geht. Dieser Winter hatte genug Tage mit eisigem Regen und bitterkaltem Wind, der einem beim Retten auf der Straße die Finger klamm und selbst einfache Handgriffe mühsam werden lässt. Heute nicht. Heute haben wir Glück. Wir steigen aus. Jeder von uns mit Rucksack und knapp 18 Kilo auf dem Rücken, den Defi in der Hand, die mechanische Reanimationshilfe im Gepäck, der Atem schwer. Rettungsdienst geht selten ohne Schweiß – und selten ohne Dreck an der Uniform. Nur dieser eine Kollege, mit seiner viel zu schönen Aura und dem viel zu gebügelten Hemd, wirkt in diesem viel zu verschobenen Umfeld viel zu mondän für das, was uns hier erwartet.

Zu spät. Mehr als den Tod festzustellen bleibt uns nicht. Ich stelle die vorläufige Todesbescheinigung aus. Routinen greifen auch hier, selbst wenn sie sich jedes Mal schwer anfühlen. Der Ehemann steht neben uns, als wäre der Raum plötzlich kleiner geworden. Wir senken die Stimmen. Öffnen ein Fenster, damit die Seele des gegangenen Lebens weichen kann. Sagen ihm, wie leid es uns tut. Erklären, was jetzt passiert, welche Schritte folgen, an wen er sich wenden kann. Nüchterne Informationen in einem emotionalen Moment. Wir können niemandem den Schmerz nehmen, aber wir können versuchen, ihn nicht allein damit stehen zu lassen.

Beim Verabschieden hält er meine Hand. Einen Moment länger, als es üblich ist. Ich will sie schon lösen, denke noch, dass es jetzt auch reicht. »Sie sind eine hübsche Frau, das habe ich sofort bemerkt«, sagt er zu mir. Der Mann, dessen Frau im Nebenzimmer tot im Bett liegt. Ich frage mich, warum. Ob es am Affekt liegt? Ob seine Psyche gerade überlagert ist von etwas, das die Sprache nicht zum Ausdruck bringen kann? Vielleicht spricht er diesen Satz aus einem anderen Leben reflexartig aus, um eine Art Nähe herzustellen, die bislang immer funktioniert hat. Er erklärt mir noch, dass seine Frau wusste, wie gut er mit dem weiblichen Geschlecht umgehen kann. Ich lächle. Nur mit den Lippen, nicht mit den Augen. Es wirkt, als würde er sich an einer Version seiner selbst festklammern, die es bis vor wenigen Minuten gab. Ein kleiner Flirt, vielleicht Teil des vergangenen gemeinsamen Lebens, in einer vertrauten Dynamik aus Liebelei und dem wiederkehrenden Spiel um Aufmerksamkeit. Während nebenan seine Frau liegt, kühl, mit den lividen Spuren der Leichenflecke an ihren Flanken, und nicht mehr zurückkommt. Manchmal plappert der Mund, wenn der Schmerz keinen Raum findet. Manchmal hält man sich an dem fest, was einmal Leichtigkeit war, weil alles andere zu schrecklich endgültig ist.

Draußen an der frischen Luft atme ich tief durch. Ich konzentriere mich wieder auf meine Arbeit. Wir heben ab. Berlin aus der Luft. Die Rotorblätter dröhnen über mir, gleichmäßig und kraftvoll. Schräg fällt die Sonne durch die Scheibe und wärmt mein Gesicht. Unter mir breitet sich die Hauptstadt aus. Regierungssitz, Sehnsuchtsort, Projektionsfläche. Hotspot der Kreativen, der Hippen, der Suchenden. Ein Ort, der sich ständig neu erfindet.

Berlin habe ich schon zu Studienzeiten kennengelernt. Damals war die Stadt meine Insel in den Semesterferien, so wie sie für viele immer noch ein Ort ist, an dem man kurz aus dem eigenen Leben aussteigen kann, ohne wirklich das Land zu verlassen. Berlin fühlt sich oft weniger wie eine weitere deutsche Großstadt an und mehr wie ein eigene kleine Nation mit ihren sehr spezifischen Gesetzen. Moabit, Neukölln, Mitte, Charlottenburg: Jeder Kiez hat ein anderes Klima, einen anderen Ton. Hier verschwimmen die Rollen, als hätte die Version des Tages mit der in der Nacht nur lose etwas zu tun. Die Stadt erlaubt Übergänge und neue Anläufe. Für die einen ist sie Projektionsfläche, für die anderen Labor. Sie duldet Widersprüche und lebt davon, dass Menschen sich hier ausleben oder zumindest so tun, als könnten sie es.

Heute sitze ich im Rettungshubschrauber und sehe Berlin von oben. Von hier wirkt es geordnet, fast übersichtlich und ich merke, wie sehr sich mein Blick verändert hat. Die Stadt ist für mich im Laufe der Jahre mehr Arbeitsplatz geworden als Möglichkeitsraum. Meine Wege sind nicht mehr zufällig. Sie entstehen meistens nicht mehr durch Verabredungen oder Gespräche, sondern durch Alarme und Dienstwege, die andere mir zuweisen. Ich kenne die Straßen inzwischen aus Einsatzmeldungen, aus dem Notarztwagen und aus der Perspektive eines Landeanflugs zwischen Häuserzeilen. Die Stadt ist dieselbe. Aber ich bewege mich nun anders durch sie.

Wenn ich heute am Alexanderplatz vorbeifahre, sehe ich nicht nur den Fernsehturm und die Touristen mit ihren hochgereckten Handys. Zwischen den Glasfassaden taucht ein anderes Bild auf. Ein Motorrad auf der Seite, der Körper auf dem Asphalt. Ich kniend daneben, der stechende Geruch von Erbrochenem in meiner Nase. Meine Hände im Mund eines Fremden, um das zuvor Gegessene herauszuholen, im Versuch, ihm Luft zu verschaffen. Gebrochenes Genick. Ohne Erfolg. Solche Bilder legen sich über Orte wie eine andere Brille, durch die wir im Blaulichtmilieu schauen. In Moabit denke ich an einen Kollegen, dem bei einem tätlichen Angriff durch einen Patienten das Bein gebrochen wurde. Später saß ich bei der Vernehmung und sagte aus, damit diese Tat aufgeklärt werden konnte. Die Stadt speichert das alles nicht. Keine Tafel weist darauf hin. Aber für mich sind diese Orte keine neutralen Koordinaten mehr. Berlin von oben ist eine Karte. Berlin von unten ist eine Erinnerung an das andere Leben dieser Stadt. Im Positiven wie im Negativen.

Wohl kaum gibt es einen besseren Weg, eine Stadt kennenzulernen, als in den Stiefeln des Rettungsdienstes. Sie tragen uns in jedes Haus, hinter jede Fassade und stapfen in Situationen, die von banal bis überwältigend reichen. Für die Menschen sind wir in diesem Moment eine außergewöhnliche Erscheinung. Doch für uns ist der Tag wie jeder andere. Nur wenige Einsätze bleiben wirklich lange im Gedächtnis. Meine erste Geburt im Rettungsdienst ist zum Beispiel so ein Fall. Ich war so aufgeregt, dass ich beinahe ohne Ausrüstung losgelaufen wäre. Mein leitender Notfallsanitäter musste mir noch hinterherrufen, so verballert war ich damals, mitten in der Nacht, so vollkommen auf diese Frau fixiert, auf dieses Kind, das gleich kommen würde. Geburten kannte ich bis dahin nur aus dem Kreißsaal, mit Hebammen und ärztlichen Kolleginnen an der Seite. Nun stand ich plötzlich in dieser Wohnung und fühlte mich wie eine Schaulustige in der Szenerie, in der sich das Leben aus aufgespreizten Beinen presste. Hier, so unwirklich in der Türzarge, zwischen uns Fremden. Da war er, der kleine Würmling, mit einem hoffentlich fantastischen Leben vor sich. Meins hast du gerade bereichert.

Manchmal scheint mir, dass es so etwas wie einen natürlichen Voyeurismus für solche Momente gibt. Wie oft werden wir nach unseren »krassesten« Einsätzen gefragt? Nach den »schlimmsten« Erlebnissen? Als ließe sich das Leid von Menschen gegeneinander aufwiegen, skalieren, in ein Ranking packen und anschließend hübsch portioniert als Häppchen servieren – für Abendveranstaltungen der ewig nach Aufregung Hungernden. Man wird hofiert als Geschichtenerzählerin. Plötzlich soll man in einem 15-Minuten-Unterhaltungspitch Momente ausbreiten, die für die Beteiligten so schlimm und so einschneidend waren, dass sie ihr ganzes Leben verändert haben. Eine Viertelstunde Aufgeilen an der Tragik anderer. Ein wenig Spice zwischen Espresso Martini und den Belanglosigkeiten einer Smalltalkrunde. Nichts davon wird dem Schmerz gerecht. Nichts davon dem Leben, das in einem Moment so viel Altgewohntes verliert. Er nun, dieser eine Kollege, der mich durch intensive Gespräche begleitet hat, riet mir Folgendes: Wenn die Wut wieder hochkocht, den Menschen gegenüber, die ständig in deinen Geschichten wühlen wollen, lass sie nach deinen positivsten Erlebnissen fragen. Nach den guten Dingen, nach dem, woran wir uns gern erinnern, nach dem, was keine Wunden aufreißt.

Es gab Einsätze, da haben wir als Team die Polizei gerufen, weil wir nicht sicher waren, ob wir nicht mitten in einem Tatort stehen. Wie erklärt man Tod und Würde, die eigene Angst und Ohnmacht jemandem, der eigentlich nur später mal sagen können will: »Ich hab da mal gehört …«? Mit jeder Wohnung und jedem Haus, das wir als Team betreten, öffnet sich eine Existenz. Ein Blick in das intimste Innere eines Menschen. Und oft ist das so weit entfernt von dem, was man sich unter dem Leben der Nachbarn vorstellt. Verwahrlosung liegt selten offen da, sondern verbirgt sich hinter den schweren Türen der Anonymität und den sauberen Klingelschildern mit Doktortitel drauf. In manchen Wohnungen schichten sich Staub und Einsamkeit übereinander, und was einst »belebt« war, ist schon lange »verlebt« geworden. In anderen stecken ganze Jahrzehnte archiviert in Antiquitäten, in Vitrinen, in Dingen, die noch da sind, weil sie einmal jemandem etwas bedeutet haben. Jeder Gegenstand stellt einen Versuch dar, die Erinnerung festzuhalten und das unweigerliche Vergessen zu umgehen.

Wir begegnen den Reichsten und den Ärmsten gleichermaßen. Irgendwann verlieren diese Kategorien an Schärfe. Krankheit interessiert sich nicht für Quadratmeterpreise. Schwäche fragt nicht nach Kontoständen. Körperlichkeit nivelliert. Jeder muss auf die Toilette. Jeder liegt irgendwann auf einer Trage. Jeder irgendwann im Sarg. Der Körper ist egalitär. Ich empfinde es als ein Privileg, all diese Schichten der Gesellschaft in den Momenten zu erleben, in denen die Fassade fällt. In denen nichts mehr kuratiert ist. Wenn wir eine Wohnung betreten, sind wir nicht zu Besuch. Wir befinden uns in einer Situation, die sich niemand ausgesucht hat. Die Menschen, denen wir begegnen, haben oft keine Stimme mehr, die von der Gesellschaft gehört wird. Manche können kaum noch ihre eigene Wohnung in Ordnung halten. Wer in vollständiger Abhängigkeit von Fürsorge lebt, richtet seine Energie auf das Überleben im Kleinen. Auf den nächsten Tag. Auf den nächsten Atemzug. Laut wird da kaum jemand. Wer geschwächt ist, ringt nicht um Deutungshoheit.

In einer Welt, die sich immer stärker um Selbstoptimierung und Individualismus dreht, fehlen die Fürsprecher derjenigen, die nicht mehr können, nicht mehr funktionieren und irgendwann als nicht mehr verwertbar erscheinen. Zu oft vergessen wir, wie schnell sich ein Leben vollends verändern kann. Da ist der hocherfolgreiche Teamleiter mit einem überguten Gehalt und einer überschönen Frau und zwei übersüßen Kindern. Alles duftet rein und nach zu viel Weichspüler. Ein Leben im Laufschritt. Der Alkohol zunächst ein Abendritual. Dann der ständige Begleiter. Der Absturz ist kein Sturz, sondern ein langsames Gleiten in ein Leben, von dem man bislang nur in den Geschichten anderer gehört hat. Kaum merklich, bis man unten aufschlägt.

Biografien sind empfindlicher, als wir es uns eingestehen wollen. Ein paar falsche Abzweigungen, ein paar ungünstige Umstände und das Leben sieht aus wie eines, das man einst belächelt hat. Wann endet der eigene Nutzen? Wer entscheidet über unseren Wert? Wie sähe die Welt aus, wenn ich nicht wüsste, welchem Zeitalter, welcher Klasse, welcher Seite ich angehöre? Für wen setze ich mich dann ein? Helfe ich den Reichen, in der Hoffnung, selbst dazuzugehören? Oder den Armen, weil ich nicht sicher bin, ob ich nicht selbst nur einen Schritt vom Abgrund entfernt stehe?

Leistungsfähigkeit bricht manchmal einfach weg, weil das Leben es so will. Wir sprechen gern über Resilienz, als ließe sie sich planen, trainieren, abrufen wie eine Muskelgruppe. Aber wir alle sind verletzlicher, als uns lieb ist. Ein falscher Moment, eine falsche Entscheidung, ein wenig Pech und die Utopie vom resilienten Leben zerfällt. Resilienz kann sich vor allem eine Gesellschaft leisten, die die Arbeit dafür auf das Individuum abwälzt. Wer im Dauer-Burnout lebt und an der Belastungsgrenze seiner Lebensrealität steht, hat keine zusätzliche Energie, um sich noch selbst zu optimieren. Der Gedanke, man müsse nur an sich arbeiten, ist ein bequemer Trugschluss, der die Verantwortung von einem System, das Menschen strukturell überfordert, auf diejenigen verschiebt, die ohnehin bereits darunter leiden. Dabei wird jedoch unterschätzt, was Netzwerke bedeuten, was soziale Teilhabe ausmacht und wie schwer es oft fällt, seine eigene Bubble zu verlassen. Sich wegzuentwickeln von Zuschreibungen, ob nun als Dorfkind, als Mensch mit Migrationsgeschichte, als jemand, dessen Aussehen, Erkrankung oder Biografie nicht ins typische Bild passt, ist keine Frage der Motivation, sondern in vielen Fällen ein unüberwindbarer Kraftakt. Gesellschaften entscheiden mit ihren Regeln, mit Wertzuschreibungen und mit Marketing, wer dazugehört und wer nicht. Das Ergebnis nennen sie dann Chancengleichheit.

Berlin ist für mich nicht leichter geworden. Aber vielleicht ein wenig tiefer. Während der Hubschrauber eine Kurve zieht und das Licht über die Spree tanzt, verstehe ich mehr, warum so viele diese Stadt als Sehnsuchtsort wahrnehmen. Berlin ist keine wirkliche Metropole und lebt doch von dem, was Metropolen einzigartig macht. An vielen Stellen entstehen neue Viertel, Abklatsch-Legosteinchen in einem Baukasten, der urbanen Lifestyle mit den immer gleichen Restaurantkonzepten verbindet. Und trotzdem bleibt diese feine Mischung erhalten: Subkultur, Möglichkeit, Diversität, Abgrund, Verbrechen, Leben und Erleben. Eine kondensierte Masse menschlicher Erfahrungen, dicht aufeinander gedrängt. Mit dem Blick von oben ist mir diese Stadt unerwartet heimelig geworden.

Oho SOHO

21. Feb. 2024

E: Steht das am 28.02. noch? Wenn ja, was muss man da so mitbringen oder wie läuft das?

L: Hii, leider nicht. Sophia ist immer noch im Einsatz.

E: Ach wie schade.

3. März 2024

E: Ja so krass, hab gehört wie gefährlich es bei Sophia ist.

L: Also die anderen Einsätze waren mindestens genauso gefährlich. Die andere Welt

Die andere Welt

Afghanistan. Der Einsatz begann schon mit dieser unsäglichen Vorbereitungszeit. 24 Tage auf 12 Quadratmetern in Isolation. Kein Sport, keine sozialen Kontakte. Eine halbe Stunde am Tag Ausgang. Vorbereitung im Team war nicht gegeben. Ich wollte einfach nur raus. Dass es endlich losgeht. Angst verspürte ich keine. Ich gehörte zu der Generation, die wusste, worauf sie sich einließ. Die Bundeswehr war seit Jahren in Afghanistan. Seit Beginn meiner militärischen Zeit hatten wir in allen möglichen Szenarien trainiert und uns gedanklich auf dieses Land vorbereitet. Nun war es so weit.

Kaum gelandet und aus dem Flieger, ziehe ich mir die FFP2-Maske vom Gesicht. Heiße Luft trifft meine Wangen, Kerosin kriecht an der Innenseite meiner Nasenflügel entlang und drückt sich in mein Gedächtnis. Ein Hauch von Verbranntem liegt über dem Flugfeld. »Du solltest einatmen. Merk dir, wie dieses Land riecht, egal wohin du im Einsatz gehst.« Die Oberärztin, die mir das sagte, ist mittlerweile längst pensioniert. Aber den Geruch habe ich mir behalten, wie so viele andere im Lauf der Jahre. Manche sitzen noch deutlich tiefer in meiner Erinnerung. Wie eine kleine olfaktorische Landkarte.

In Afghanistan begleiteten wir als sogenannter beweglicher Arzttrupp am Boden und in der Luft unsere Kameraden. Der Einsatz war international geprägt, weshalb wir größtenteils auf Englisch kommunizierten. Wir arbeiteten mit den Belgiern, tageweise mit den Georgiern und auch mit den Niederländern zusammen. Doch aufgrund der Pandemie, die sich wie ein Schleier über das Lagerleben gelegt hatte, spielte sich ein Großteil unseres Alltags abgeschottet im jeweils eigenen Bereich ab. Größere Zusammenkünfte gab es kaum. Sport fand draußen statt oder improvisiert in den schmalen Zwischenräumen zwischen Fahrzeughallen und Wohncontainern.

Fünf Monate sind eine lange Zeit. Das Leben hier fühlt sich, wie bei jedem Einsatz, wie eine Art Utopie an im Vergleich zu dem, was zu Hause geschieht. Nur bleiben uns auch im Ausland die Laster der Verwaltung nicht erspart. Mit jedem Kontingentwechsel kommt eine enorme Menge an Bürokratie hinzu. Groß- und Medizingeräte werden übergeben, Hygiene- und Apothekenbegehungen stehen an, fast so wie im Krankenhaus zu Hause. Später am Tag segnet der Militärgeistliche die Fahrzeuge, mit denen wir schon in den kommenden Tagen außerhalb des Camp Marmal unterwegs sein werden. Hinter den Mauern zeichnen sich die Wipfel des Gebirges ab, das dem Lager seinen Namen gibt. Noch wirkt diese mächtige Kulisse weit entfernt, fast entrückt, wie sie im Staub und im Licht der untergehenden Sonne langsam verschwindet.

In den grauen Sand gesetzt, stehen Reihe an Reihe Containerzellen aneinander. Für die nächsten Monate sind sie die Heimat der Kameraden. Knapp 14 Quadratmeter zu zweit. Zwei Transportkisten pro Person, gefüllt mit etlichen Uniformteilen und hier und da etwas Privatem dazwischen, füllen die Enge. Für Zwischenmenschliches bleibt kein Platz. Oft sehen wir uns eh tagelang kaum, weil unsere Schichtzeiten aneinander vorbeilaufen. Wir fahren die Missionen, wie sie befohlen werden, und sind dankbar für jede Minute Schlaf, bevor es nachts wieder hinausgeht in die kühle Luft des heraufziehenden Winters.

Wir machen uns bereit. Heute steht Training auf dem Programm. Wir sitzen in einer CH-53. Im Vergleich zu dem Hubschrauber, mit dem ich nun zu Hause in der Luftrettung fliege, wirkt sie fast monumental. Wir können darin stehen und uns nahezu frei bewegen. Sie ist gebaut für Transport, aber auch für Verwundete und Szenarien, in denen es schnell gehen muss. Einige Wochen lang bin ich auf diesem Modell in Afghanistan mitgeflogen, um den Ausfall der dort ursprünglich geplanten Ärztin zu kompensieren. So funktioniert das System. Durch unsere breite Ausbildung sind wir flexibel einsetzbar. Fällt einer aus, rückt die nächste nach. Austausch und Ersetzbarkeit gehören dazu. Die ganz oben, die Militär denken, tun das nicht mit Rücksicht auf die Einzelnen. Der Auftrag zählt und du bist das Mittel zum Zweck der Erfüllung.

Trotz der Größe des Hubschraubers sitzen wir jetzt eng beieinander, zwischen Hund, Waffe und Mensch. Der Geruch getragener Uniform hängt muffig in der Luft. Draußen kündigt sich der Winter an, die Temperaturen sinken, doch im Bauch der Maschine sammelt sich die Wärme der Körper und der brummenden Technik. Der Hund hechelt leise, als könnte auch er die Spannung spüren, die zwischen uns liegt. Bei solchen gemeinsamen Übungen sind Vierbeiner an Bord nichts Ungewöhnliches und doch erinnert mich dieser Moment unweigerlich an einen Fallschirmsprungdienst, lange vor der Pandemie, weit weg in der Heimat.

Wir saßen eng an eng, eingeschnürt in unser Gurtzeug, ohne Blick nach außen. Die wenigen kleinen Fenster der Transall, das einzige Flugzeug, mit dem ich gestartet, aber nie gelandet bin, waren von den massiven Körpern der Fallschirmjäger vor mir komplett verdeckt. Kein Blick nach draußen. Uns fehlte jede Orientierung. Viele hielten das nicht aus und reagierten darauf: entweder mit Übelkeit oder direkt mit schwallartigem Erbrechen. Kurz vor dem Absprung, in einem dieser Luftlöcher, unterbrach der Hund neben mir sein Schmatzen am Leckerli, erschrak sich über das plötzliche Absacken und schnappte in meine Reserve, die vor meinem Körper festgeschnallt war. Ein Schreckmoment für uns beide, gut abgefedert zwischen all dem Material zwischen uns.

Heute ist das anders. Der Hundeführer hat den ruhigen Gefährten fest im Blick. Kein Anhalt für Stress. Wer der Kamerad neben dir ist, erkennst du nur am Namensschild. Alles andere verschwindet unter Schutzbrille und Staubschutztuch, das eng über Mund und Nase liegt. Gesichter lösen sich auf, übrig bleibt nur die Funktion.

Unter uns ziehen Landschaften vorbei, die mir im Schleier der Abgase fast unwirklich vorkommen. Fein gezeichnete Sandberge, die sich in Linien durch die Ebene schlängeln, malen ein Bild wie aus einem Kalender für den Monat Oktober. Und wir mittendrin. Wir simulieren Rettungsmissionen, sogenannte Personal-Recovery-Szenarien. Der Hubschrauber landet in der Wüste und wir sehen nichts außer ockerfarbenem Sand in der Luft. Der aufgewirbelte Staub verschluckt jede Kontur unserer Umgebung. Erst im letzten Moment realisieren wir, was durch das offene Maul der Maschine über die Rampe hereinkommt. Der Lärm ist ohrenbetäubend. Handzeichen übernehmen die Kommunikation, ein Druck an der Schulter gibt das Zeichen zum Handeln. Alles geht schnell und präzise. Alles wirkt einstudiert. Während wir in Kontur fliegen, fast schwindelerregend nah an Gelände und Horizont, erzählen die Kameraden neben mir, wo hier, wo dort Taliban gesichtet wurden.

Dann testet der Pilot die Maschine. Die Flugmanöver sind unbestimmt und scharf und kommen ohne jegliche Vorwarnung. Wehe dem, der hier das Kotzen kriegt. Der Magen kann das leicht übelnehmen. Etwas mulmig war mir vor dem Flug schon. Die Horrorgeschichten von Kameraden, die dem Druck der Fliehkräfte in den engen Kurven nicht standhalten, kenne ich natürlich alle. Doch ich bin sofort verliebt. Dieses Kerosin in der Nase versetzt mich sofort zurück in die Transall, damals, kurz vor dem Absprung, die Rundkappe über mir, der Boden, der schneller näherkommt, als einem lieb ist. Kerosin riecht für mich nach Militär und ein wenig immer auch nach dem Himmel über Afghanistan.

Hier, unter diesem Himmel, sind wir, obwohl wir die Macht haben, über das Land zu fliegen, letztlich nur Gäste. Wir bewegen uns über einem Raum, der erkämpft wurde, in dem Kameraden ihr Leben verloren, aus dem sie schwer verletzt oder traumatisiert nach Hause kamen. Und nun fliegen wir hier, dieser morbiden Schönheit entgegen, dem Sonnenuntergang, der alles in ein unwirklich warmes Licht taucht. *Fortunate Son* rauscht durch die Bordlautsprecher, schnasselig und blechernd verzerrt. Und in meinem Bauch habe ich ein sonderbares Gefühl, weil ich weiß, dass dieser Moment so unglaublich besonders ist. So einmalig, dass ich ihn niemals vergessen werde.

Früher, als ich vielleicht zehn war, noch irgendwo zwischen Kind und zu viel Gefühl, versuchte ich, das perfekte Konservierungsmittel für Momente zu finden, die ich nie wieder vergessen wollte. Die Kälte. Die Gerüche. Die Lichter. Einfach alles. Ich starrte in den Moment, so lange es ging, bis die Augen brannten, um alles aufzunehmen. Nichts zu übersehen. Und war bereit, das immer wieder und jetzt zu tun.

Unter mir sehe ich die Lichter der Häuser. Ich denke an die Menschen dort. Damals ahnte ich, was sie verlieren könnten. Heute weiß ich, was sie verloren haben. Eine Zukunft, die nie wirklich beginnen durfte. Frauen, denen Bildung, Arbeit und Öffentlichkeit genommen wurden. Leben, reduziert auf die Unsichtbarkeit. Und ich gleite darüber hinweg, beschenkt mit meiner Freiheit, in dem Himmel über ihrem Land. Hier zu fliegen, fühlt sich nach einer eigenen Form von Verletzlichkeit an. Als Teil eines militärischen Systems bist du befugt, dich über Dörfer und Häuser hinwegzubewegen und über Menschen, deren Alltag du nicht kennst und vermutlich nie wirklich verstehen wirst. Gleichzeitig präsent und vollkommen losgelöst. Kein Gespräch. Kein Blickwechsel. Wir bleiben isoliert von den Geschichten der anderen. Für uns sind es ein paar Monate in ihrem Himmel. Für sie ist es ein ganzes Leben darunter.

Mit dem Abzug der NATO wird sich alles verändern. Unter uns lebt eine Generation von Frauen, die 20 Jahre lang etwas kennengelernt hat, das man vorsichtig als Freiheit bezeichnen kann – nur um sie bald wieder zu verlieren. Von oben sehen wir keine Biografien. Freiheit wirkt aus dieser Perspektive, aus der Sicht jener, die sie so selbstverständlich haben, mit ihren Hubschraubern und Flugzeugen, in ihrer Bewegung durch ein Land ohne Möglichkeiten, wie ein abstrakter Zustand, den man nicht greifen kann. Unten ist sie kein Alltag. Wir haben die Macht, auszuklammern, wer wir sind. Hier oben, in der Luft über Afghanistan, geschützt durch Uniform und Auftrag, durch Distanz und die unmittelbare Gewalt der Waffen an meinem Körper, genieße ich eine Freiheit, die mir am Boden nicht zusteht. Denn dort, in der Gemeinschaft der Einheimischen, bin ich eine Frau, ohne Worte, ohne Macht und ohne Sichtbarkeit.

Ich sitze in diesem abgeschotteten Hubschrauber, eingebettet in eine NATO-Mission. Trotz unserer technischen Überlegenheit sind wir westlichen Streitkräfte abhängig von der Gunst der anderen. Meine Sicherheit hängt nicht nur an meiner Ausbildung, Uniform oder dem Equipment, sondern auch an den Menschen des Landes. An den Ortskräften, die für uns arbeiten und Risiken eingehen, damit wir unseren Auftrag erfüllen können. Unsere Sicherheit ist nie selbstverständlich. Sie ist geliehen. Über Jahre standen deutsche Soldaten in Afghanistan. 59 von ihnen sind nicht zurückgekommen. Etliche andere tragen bis heute die unsichtbaren Wunden davon.

Aufbau, internationale Sicherheit und Stabilität. So hatten wir es gelernt. Noch in Deutschland wurde ich oft gefragt, warum wir überhaupt dorthin gehen. Was uns dieses Land angeht. Meine Antwort war immer dieselbe: Dass wir Teil von etwas Größerem sind. Ich erzählte von Bündnistreue und dem Versprechen, sich gegenseitig nicht allein zu lassen. Heute sagt sich das gar nicht mehr so leicht daher. Die Bündnisse, auf die wir uns verlassen haben, wirken nicht mehr so selbstverständlich. Was jahrzehntelang als stabile Sicherheitsarchitektur galt, steht plötzlich zur Disposition. Diskussionen über Verlässlichkeit, über Interessen und strategische Neuordnung laufen offen und teilweise scharf geführt über unsere Nachrichtenkanäle. Selbst renommierte Rechtsgelehrte ringen darum, wo die Grenze verläuft, was noch als Selbstverteidigung gilt und was bereits ein völkerrechtswidriger Angriff ist. Wann kann ein Präventivschlag legitim sein? Während über die Grundlagen gestritten wird, stehen wir daneben und sehen zu, wie sich das Koordinatensystem selbstverständlicher Bündnisse allmählich verschiebt.

Wir Soldaten führen aus, was andere entscheiden. Dabei bewegen wir uns in Einsatzregeln, begleitet von Legal Advisern, und suchen in klugen Paragrafen nach einem Rechtsverständnis, das unsere Tat trägt. Es wird geprüft, formuliert und eingeordnet, bis das Handeln juristisch sauber und moralisch vertretbar erscheint. Unsere Spielräume sind begrenzt, allenfalls eingerahmt durch die Rules of Engagement. Entscheidungen werden selten dort getroffen, wo sie ausgeführt werden. Man lernt früh, dass Verantwortung und Einfluss zwei verschiedene Dinge sind. Politische Entscheidungen verschieben Ordnungen. Irgendwann steht nicht mehr nur der Auftrag im Raum, sondern die Frage nach der eigenen Wertebasis. Und dann führt Deutschland Gespräche mit Vertretern der Taliban, um Abschiebungen zu ermöglichen. Nach 20 Jahren Einsatz und 59 gefallenen deutschen Kameraden, nach all den Versprechen von Aufbau und Stabilisierung wirkt das verrückt. Wir rechtfertigen die Verhandlungen mit der Rückführung straffällig gewordener Personen und staatlicher Handlungsfähigkeit. Staaten handeln Interessen aus. So lautet die nüchterne Formel.

Wir, die dort waren, müssen nun mit ansehen, was es bedeutet, wenn dieses Regime herrscht. Wir arbeiteten mit Ortskräften, die nun verfolgt, gefoltert und ermordet werden, sprachen mit Frauen, die studieren wollten, mit Mädchen, die zur Schule gingen, weil es für einen Moment möglich war. Und auf einmal wird verhandelt, gut begründet mit realpolitischen Zwängen, politisch begleitet vom Druck einer aufgeheizten Debatte, mit jenen, die einst das große Feindbild in unserer Ausbildung darstellten.

Ich kann diese Gedanken nicht abschütteln. Mein Gefühl von Verantwortung für die anderen war immer entscheidend für den Wert meiner Arbeit – der Sold nie so viel Lohn wie das Wissen, das Richtige zu tun. Dieses Wissen ist mir abhandengekommen, je mehr ich über Politik und Machtgier gelernt habe. Ich bekam einen Eindruck davon, wie sehr wir in dem Gedanken betrogen werden, etwas verändern zu dürfen. Die morbide Romantik der blutroten

Sonnenuntergänge in Afghanistan verführt zu einer Erinnerung an die Teilhabe an etwas Großem. Etwas Gutem. Etwas, das in meinen moralischen Kompass passt.

Wir befinden uns im Landeanflug. Leichte Hügel durchziehen die sonst karge Landschaft, dahinter ragen schroffe Berge empor. Alles wirkt hart, stachlig, fast abweisend. Ein Spektrum aus Grautönen liegt unter uns. Die Sonne verschwindet langsam hinter dem bergigen Horizont. Eben noch wirkte alles stumpf und schwer, jetzt breitet sich das Licht der goldenen Stunde über das Gelände.

Ich beginne in meiner schweren Uniform zu schwitzen, ruckle leicht am Helm, ein Haar juckt unter dem Druck der Kopfbedeckung. Die schwarzen Schoner pressen sich in meine Kniekehlen und die massive Weste, die ich trage, umklammert mich wie eine schützende Hand. Die Heckklappe ist während des Fluges geöffnet. Über Headset kommuniziere ich mit der Crew. Der breite Stehhaltegurt ist mit einem Karabiner an meinem Rücken befestigt. Er erlaubt mir, aufzustehen und den Blick nach draußen zu richten. Das offene Heck und der Blick über die Schulter meines Doorgunners sind meine einzige Orientierung. Viel mehr bleibt meinem Gleichgewichtsorgan nicht, um klarzukommen.

Soldatentum lebt vom Vertrauen in die Sache. Wir geben viel von dem Leben, das wir daheim haben, in das System und in die Hoffnung, dass all die Werbesprüche auf den Plakaten an den Bushaltestellen ihre Bedeutung nicht verlieren. Gerät dieses Fundament ins Rutschen, wird es schwer, weiterhin mit einer Selbstverständlichkeit zu sagen: »Dafür lohnt es sich.« Unsere Pflichterfüllung setzt voraus, dass die Strukturen, die wir vertreten, gesichert sind. Dass die politischen Linien scharf verlaufen und wir ein großes Warum vor Augen haben. Der Preis, den wir bezahlen, ist nicht trivial. Der Dienst kostet körperlich, geistig und sozial. Sechs Monate weg von zu Hause sind mehr als bloße Abwesenheit. Das Leben läuft ohne einen weiter. Alltägliche Dinge wie Putzen, Einkaufen, Essen, aber auch besondere Anlässe wie Geburtstage, Feiertage, Hochzeiten und Tragödien ziehen vorbei. Man hört davon aus der Distanz, bleibt verbunden und doch außen vor. Diese Form von Isolation steht in keinem Ausbildungsplan.

Mit dem Ende des Einsatzes hörte die besondere Belastung nicht auf. Die Rückkehr aus Afghanistan war kein Ankommen in Heimeligkeit, sondern ein Übergang in einen Zustand, der dem Einsatz an Stress in nichts nachstand. Ich kam während Covid nach Hause und wurde direkt mitten in dieses Weiter, Immer-Weiter der Pandemiefolgen geworfen. Für uns im medizinischen System bedeutete das Unmengen an Überstunden. Wir bauten neue Intensivstationen auf und arbeiteten zwischen Isolation zu Hause und Isolationskittel im Krankenhaus.

Der Arbeitsstrudel zurück in Deutschland packte mich schneller, als ich reagieren konnte. Mit der Wucht eines Hurrikans, der alles mitreißt. Wir übernahmen die Dienste der Kolleginnen, die ausgefallen waren, selbst ohne die notwendige Regeneration nach den vergangenen Monaten. Die Kräfte im System stießen mit den unseren ans Limit. Wir standen in Notarzteinsätzen vor verschlossenen Türen und suchten immer öfter und immer länger nach Platz für die schwer erkrankten Patienten. Die Notaufnahme verweigerte die Einfahrt. Kein Platz, sagte man uns. Im Wagen lag ein Patient, der sich kaum noch halten ließ. Blutdruck nicht messbar, Bewusstsein schon am Wegdriften. Keine Betten in der Stadt. Das war die Realität der Tage dieser Zeit. Notfallmedizin praktizierten wir in den Remisen vor den Krankenhäusern, auf den Parkplätzen der leeren Restaurants, abgestellt und geparkt bis zu diesem Moment, in dem uns die Leitstelle endlich ein Bett zuweisen konnte.

So sah Pandemie aus. Nicht nur Zahlen auf Pressekonferenzen, sondern Krankenhäuser am Anschlag, Teams am Rand der Erschöpfung, Entscheidungen im Minutentakt, die wir für eine Gesellschaft treffen mussten, die nie die Notwendigkeit gesehen hatte, sich mit Tod und Sterben auseinanderzusetzen. Das Lebensende passt nicht in die Hektik unseres Alltags. Gespräche über Tod und Erkrankung und Verwundung sind denen mit den grässlichen Diagnosen vorbehalten. Krebs oder so. Den Alten, aber nicht denen, die mitten im Leben stehen. Und so wird Leid vertagt bis auf diesen einen plötzlichen und allerschrecklichsten Tag, der Menschen und ganze Familien aus dem Alltag reißt. Wenn die Vergänglichkeit plötzlich so undankbar direkt an die eigene Tür klopft.

Covid war eine Ausnahmesituation. Das Gesundheitssystem lief in dieser Zeit so heiß, dass es danach nie wieder wirklich abgekühlt ist. Ärztinnen rennen von einer Überforderung in die nächste. Daueranspannung ist kein Ausnahmezustand mehr, sondern Alltag. Und nicht nur Einzelne brennen aus. Das System selbst wirkt erschöpft. Seitdem reden wir ständig davon, dass wir mehr Personal brauchen. Gleichzeitig halten wir an Strukturen fest, die genau das verhindern. Starre Hierarchien, unflexible Arbeitsmodelle und wenig Raum für Regeneration drängen Junge wie Alte aus dem System. Es überrascht mich nicht, dass sich immer mehr Kolleginnen für andere Bereiche entscheiden. Für besser bezahlte Medizin und selbstbestimmte Arbeitszeiten. Für planbare Tage und die Möglichkeit der Erholung, ohne sich dafür rechtfertigen zu müssen. Und ganz ehrlich: Welches Argument spricht ernsthaft dagegen, wenn Menschen, die täglich Verantwortung für andere tragen, irgendwann auch Verantwortung für sich selbst übernehmen wollen?

Nach Mali und Südafrika habe ich mich entschieden, zwei Jahre Coaching für meine psychische Gesundheit zu beginnen. Titel und Gefechtsmedaillen sammelten sich weiter an, aber irgendwann muss man sich entscheiden, wie wichtig einem die eigene Seele ist. Mir war bewusst, dass in der Medizin, die wir machen, und dem Leben, das wir leben, irgendwo immer das Risiko des einen Mals zu viel lauert. Ich wollte vorbereitet sein. Oder zumindest nicht völlig ohne Strategie in meine Verpflichtungen gehen.

Die Krux am Dasein im Krankenhaus ist auch eine Form der Selbstvergessenheit. Wir funktionieren, immer weiter. Noch bevor ich in den Einsatzpool kam, wusste ich, dass ich als Notfallmedizinerin mit Erlebnissen konfrontiert sein würde, die ein hohes Risiko für psychische Traumata bergen. Meine Exitstrategie stand früh fest. Ich wollte nicht warten, bis etwas passiert. Es war meine innere Verpflichtung mir selbst gegenüber, nach jedem Einsatz ins Coaching zu gehen. Ich merkte, wie hoch die Hemmschwelle ist. Der eigene offene Umgang mit Psychoprävention kann ein Türöffner für andere sein. Ein bis zwei Termine im Monat. Ganz bewusst mit dem Ziel, mich weiterzuentwickeln und nicht nur zu funktionieren. Denn die Alternative ist klar: die griesgrämige Oberärztin werden, die nur noch herumschreit. Oder der, der sich aus der Ausbildung zurückzieht. Oder eine, die so viel aus Einsätzen mitgenommen hat, dass sie innerlich erstarrt und nach außen hin die perfekt gestriegelte Maskerade aufrechterhält. Jeder hat Narben, doch wir sollten wissen, wie wir sie gut pflegen können.

Bei mir war es Südafrika. Für viele ist es das Land der dramatischen Sonnenaufgänge, der kitschigen Safariromantik und des wohldosierten Abenteuers. Man nähert sich im gesicherten Jeep einem Elefanten auf vier Meter, begleitet von einem Guide, der jede Bewegung des gewaltigen Tieres kennt. Man wohnt in luxuriösen Lodges mitten in der Wildnis, sitzt morgens mit einem Matcha Latte auf der Terrasse und schaut Giraffen mit ihren blauen Zungen beim Fressen zu. In Kapstadt genießt man Avocadotoast mit Blick auf den Ozean und nennt es »das Land erleben«.

Für mich bedeutete dieses Land etwas anderes. Ich war dort für eine notfallmedizinische Fellowship. Drei Monate Rotation in der chirurgischen Notaufnahme des Chris Hani Baragwanath Hospital in Johannesburg, um von Kolleginnen zu lernen, wie man Schuss- und Stichverletzungen behandelt. In Deutschland sind wir damit nicht in diesem Ausmaß konfrontiert. Dort jedoch haben solche Verletzungen eine Häufigkeit und Brutalität, wie man sie sonst eher aus Kriegsgebieten kennt. Fachlich war es für uns enorm wichtig, menschlich komplett erschütternd.

Manche meiner südafrikanischen Kolleginnen absolvierten ihren Facharzt in Notfallmedizin, eine Spezialisierung, die es hierzulande in dieser Form nicht gibt. Was wir dort gesehen haben an Gewalt, an Leid, an Armut, sprengt jeden Vergleich zu dem, was wir aus Deutschland kennen. Während Touristen in klimatisierten

Apartments leben, Work and Travel machen oder ein paar Monate als selbsternannte Experten im Ausland verbringen, sterben in den Townships Menschen an Bedingungen, die mit etwas mehr Gerechtigkeit vermeidbar wären.

Ich war dort im südafrikanischen Winter. Wenn bei uns Sommer ist, kann es auf der Südhalbkugel bitterkalt werden. In manchen Regionen fallen Schnee und die Temperaturen sinken unter null. In den Townships gibt es keine adäquaten Heizsysteme. Die Menschen heizen mit offenem Feuer. Ihre Wellblechhütten sind doppelt tückisch, weil sie die Hitze kaum halten und gleichzeitig rasend schnell ausbrennen. So geschehen bei einer Mutter und ihren zwei Töchtern. Alle drei wurden mit hochgradigen Verbrennungen ins Krankenhaus eingeliefert. Das Feuer war außer Kontrolle geraten und hatte die Hütte in Sekunden verschlungen. So etwas ist kein Einzelfall.

Vor mir lag die Mutter im Schockraum. Der Kontrast zwischen ihrer dunklen Haut und den hellen, rot glänzenden Arealen war kaum auszuhalten. Das verbrannte, rosige Fleisch sieht unter jeder Fassade identisch aus, ganz gleich, woher du kommst. Dieses Rot unter den verkohlten Brocken Haut, dieses vitale bisschen Leben im Wechsel mit den toten, weißen Flecken leblosen Gewebes. Keine Unterschiede mehr. Nur Verletzlichkeit. Nur Schmerz. Ihre langen schwarzen Zöpfe hingen nur noch auf einer Seite herab. Sie war intubiert und beatmet, neben ihr die beiden Kinder, ihre jüngere Tochter nicht älter als zwei Jahre. Der beißende Geruch von verbranntem Fleisch lag in der Luft. Eine von 15 Schwerstverletzten in diesem Raum. Wir wussten, wie schlecht die Chancen für sie und ihre Kinder standen. Große Teile ihrer Körperoberfläche waren verbrannt. In diesem öffentlichen System mit begrenzten Intensivkapazitäten wird dann anders gerechnet. Man rechnet die Verfügbarkeit von Material und Personal mit der Diagnose und der Überlebenswahrscheinlichkeit gegen. Die pure Notwendigkeit zwingt die ärztlichen Kolleginnen schon im Schockraum zu einer Entscheidung. Diese Form der Ressourcenrealität war für mich neu. In Deutschland sind wir es gewohnt, bis an die Grenze des Machbaren zu behandeln. Nur damals nicht. In der Pandemie. Wo wir zum ersten Mal laut in der Gesellschaft über so etwas wie Triage reden mussten. Doch normalerweise wird die Entscheidung, eine Therapie nicht weiter zu eskalieren, anders verhandelt und kommuniziert und oft erst wesentlich später im Behandlungsverlauf getroffen. In Südafrika habe ich verinnerlicht, wie sehr Medizin vom System abhängt, in dem sie stattfindet. Die Ausbildung der Kollegen vor Ort ist grandios. Deshalb dürfen wir in dieser Fellowship von ihnen lernen. Nur wird das dort erworbene Wissen in ein vollkommen ausgelaugtes System übersetzt. Ich habe gemerkt, wie schwer wir uns in Deutschland mit Endlichkeit tun. Wir investieren enorme Summen in die letzten Lebensjahre, während Prävention vergleichsweise wenig Raum bekommt. Im Behandeln von Krankheiten sind wir hervorragend, aber weniger darin, Gesundheit langfristig zu erhalten oder Sterben als Teil des Lebens systematisch mitzudenken.

In Johannesburg habe ich verstanden, wie sehr mein ärztliches Selbstverständnis auf einem System beruht, das Ressourcen als gegeben annimmt. Dort war vieles offen. Bildgebung, fachliche Rücksprache, eine zweite Meinung – all das musste erst organisiert werden oder stand schlicht nicht im selben Maß zur Verfügung. Das hat meinen Blick auf unser eigenes System und vor allem auch meine eigene Ausbildung maßgeblich verändert. Ungleichheit ist kein exklusives Problem einzelner Länder. Aber in Johannesburg war sie für mich, in meiner Rolle als Ärztin, schonungslos sichtbar. Zugang zu Medizin ist nicht nur eine Frage der Indikation, sondern oft auch der Möglichkeiten. Die andere Realität zwingt dich, anders zu denken. Nicht die Spezialisierung rettet im Zweifel Leben, sondern die Fähigkeit, entscheiden zu können.

In dieser Fellowship habe ich größten Respekt vor unseren Kolleginnen vor Ort gewonnen. Wie sie den Druck aushalten, Tag für Tag, beeindruckt mich bis heute zutiefst. Diese drei Monate waren eine der intensivsten Zeiten meines ärztlichen Lebens. Fachlich stieß ich an Grenzen, nicht weil ich die Situationen nicht handhaben konnte, sondern weil ich merkte, wie sehr mein Handeln auf einem dichten Netz aus Ressourcen basiert. Die Radiologin erklärt mir, wie ich die Vielschichtaufnahmen der Computertomographie einordnen soll. Der Chirurg trifft mit mir gemeinsam Entscheidungen für die weitere Therapie. So beginnt die Behandlung bei uns. Kollektive Entscheidungen, abgesichert durch Technik und Expertise, geschöpft aus einem System im Überfluss.

Obwohl uns in Deutschland verglichen mit anderen Ländern materiell nichts fehlt, rennen wir im Dauer-Burnout, weil die Ressourcen an den falschen Stellen landen. In der Notaufnahme behandeln wir Bagatellen, die eigentlich nie medizinisch hätten werden müssen. Aber wenn soziale Systeme nicht greifen, wenn Strukturen nicht auffangen, dann landet alles irgendwann bei uns. Psychische Auffälligkeit: Krankenhaus. Verwahrlosung: Krankenhaus. Obdachlosigkeit: Krankenhaus. Gewalt gegen sich selbst: Krankenhaus. Fehlender Kinderarzt, keine Impfstruktur: Krankenhaus.

Wir werden zu multidirektionalen Problemlösern für alles, was die Gesellschaft vorher nicht geregelt hat. Dabei ließe sich vieles durch soziale Integration, durch Prävention, durch einfache Kommunikation abfangen. Wenn der Ansprechpartner fehlt, übernimmt das Gesundheitssystem – und wird selbst überlastet. So produzieren wir Krankheitsverläufe, die vermeidbar gewesen wären, weil wir strukturell Dinge kompensieren, die nie in unserer Zuständigkeit lagen. Erst in einem anderen System spürt man, wie selbstverständlich das für uns zu Hause ist. Begrenzte Ressourcen limitieren nicht mein Wissen im Kopf, aber sie erfordern andere Fähigkeiten von mir. Mehr unmittelbare Entscheidungskompetenz. Mehr fachliche Breite. Mehr Handwerk. Nach den drei Monaten war ich erschöpft, fachlich leer und fast ausgebrannt. Und gleichzeitig beschämt, weil ich sah, was die Kolleginnen dort täglich leisten. Mir wurde bewusst, wie sehr uns die moderne Medizin beigebracht hat, Hightech mit Überleben gleichzusetzen. Wir investieren enorme Summen in Intensivmedizin, korrigieren minimalste Blutwerte, begleiten Patienten über Wochen, gerade in den letzten Lebensjahren. Das verändert den Blick. Eigentlich sitze ich an einem Hebel, mit dem Gesundheit begleitet werden könnte. Stattdessen arbeite ich in hochspezialisierten Strukturen, die mir kaum Raum zum ärztlichen Atmen lassen, permanent an der Belastungsgrenze. Für die Form von Medizin, die ich für richtig halte, bleibt oft keine Zeit. Und so stellt sich das Warum und Wofür meiner Arbeit immer wieder neu.

Neben der Mutter lag die zweijährige Tochter. Ihre Haut spannte sich in glänzenden, unnatürlich hellen Flächen über dem kleinen Körper, als hätte das Feuer sie neu geformt und dabei alles Zarte ausgelöscht. Als sie eingeliefert wurde, konnte sie mich nur noch durch ein Auge anschauen, ihr Blick erfüllt von Angst und Schmerz. Das andere war durch die Hitze und Hautfetzen vollkommen verklebt. Dieser süßlich-metallische Geruch des Verbrannten haftete an ihr, an ihrer Mutter und an ihrer Schwester neben ihr. Bei ihr lag der Anteil verbrannter Körperoberfläche über dem definierten Schwellenwert. Eine Ziffer, die nüchtern festlegt, wie weit die Medizin noch geht, die entscheidet, wer lebt und wer stirbt. Wir hatten nicht einmal genug Morphin da, um ihr die letzten Stunden schmerzfrei zu gestalten. Die vorhandenen Ampullen waren für diejenigen reserviert, deren Prognose besser ausfiel. Für die mit statistischer Zukunft.

Ich strich ihr über den Arm, so vorsichtig, wie es überhaupt möglich war, ohne die fragile Haut weiter zu verletzen. Unter meinen Handschuhen fühlte sich alles anders an, brüchig, gespannt, unnatürlich warm. Ihre Atemzüge wurden flacher, unregelmäßiger. Als würde der Körper selbst entscheiden, dass er nicht mehr kann. Eine Decke lag über ihr, ich sah nur noch das leichte Heben und Senken darunter, das mit jedem Moment schwächer wurde. Irgendwann blieb es aus. In solchen Augenblicken kommt alles zusammen. Die Hitze im Raum, das leise Piepen der Monitore, das Rascheln der Kittel, der Geruch von Desinfektionsmittel, der sich mit dem von verbranntem Fleisch mischt. Inmitten dieser Kulisse wird spürbar, wie weit politische Entscheidungen reichen. Sie sind nicht abstrakt.

Sie legen Rahmenbedingungen fest, die darüber entscheiden, wer Zugang zu Versorgung hat und wer nicht.

Ich kann mir nicht leisten, unpolitisch zu sein, wenn ich selbst in einem System diene, das Ressourcen an Menschen verteilt. Als Offizierin habe ich eine Verantwortung, die Truppe zu prägen und offene Diskussionen zu fördern. Ich höre den Soldaten ebenso zu wie der Politik. Ich bin Ausführerin des politischen Willens, ja. Aber ich bin ebenso Teil der Gesellschaft, die diesen überhaupt erst formt. Genau darin liegt mein ureigenes Interesse, mich am politischen Diskurs zu beteiligen und ihn nicht jenen zu überlassen, die ihn mit einfachen Parolen füllen.

Im Austausch mit meinen Soldaten merke ich, wie schwierig es geworden ist, über Fakten zu sprechen. Tatsachen sind nicht immer leicht zugänglich und noch schwerer zu verifizieren. Gleichzeitig sind unsere geistigen Kapazitäten endlich. Niemand kann alles prüfen, was ihm täglich vorgelegt wird. Also bleibt oft nur das Vertrauen in das, was andere als die Wahrheit verkaufen – und das ist ein fragiler Zustand. Was ich habe, sind meine eigenen Augen. Ich weiß, wie Armut riecht. Ich sehe Wohnungen, in denen sich Lebensrealitäten stapeln, die in keiner politischen Rede vorkommen. Ich sehe den Durchschnitt, den wir nicht erkennen, weil diejenigen, die ihn definieren, längst in einer anderen Wirklichkeit leben und sich dennoch für die Mitte halten. Diese sogenannte Mittelschicht hat mit dem, was ich betrete, oft wenig gemein. Angesichts dessen kann ich mich nicht aus dem Politischen herausziehen. Wer nicht hinsieht, wird zum Opfer von Meinungsmache. Also müssen wir die eigene Komfortzone verlassen. Der Müßiggang der Gleichgültigkeit erzeugt falsche Selbstverständlichkeiten. Ich hätte mir nie vorstellen können, einmal in einem Land zu leben, in dem Teile des Parlaments so deutlich gegen meine Werte stehen, weil Haltungen an Einfluss gewinnen, die sich eng und rückwärtsgewandt anfühlen.

Wer sich außerhalb des eigenen Systems umschaut, merkt schnell, wie flüchtig die vermeintliche Neutralität der Kategorien ist, mit denen man arbeitet. Auf Patientenakten stehen Zuschreibungen wie »colored«, »black« oder »white«. An anderen Orten heißen sie »deutsch«, »ausländisch«, »integriert« und »schwierig«. Die Begriffe transportieren zwischenmenschliche Hierarchien. Solche Einordnungen erwachsen aus Traditionen und dem Bedürfnis nach Übersicht, doch sie können tief in Biografien eingreifen, weil sie über Chancen mitentscheiden. Die Gefahr liegt in der Bequemlichkeit, Zuweisungen als gegeben zu betrachten. Kategorien vereinfachen die Welt, sparen Denkenergie und vermitteln das trügerische Gefühl, alles im Griff zu haben. In Wahrheit legen sie fest, wer dazugehört und wer nicht. Und am Ende sind sie es selbst, die uns fest im Griff haben.

Isolation Tag 17/24

Sie: Soooophia, ich hab intercostale Krämpfe vom seitlichen Liegen. Ich brauche jemanden, der mich lagert

Ich: Ich hab ne Bauchfalte gefunden, in die ich das Tablet klemmen kann zum Netflixen.

Brutstätte

Bericht von M., weiblich, Mitte dreißig

Ich war keine Frau mehr mit einer eigenen Identität, mit Individualität und einem Innenleben. Ich war nur noch eine Nummer. Eine Nummer ohne Gefühle, ohne Gedanken, der man jede Sorge oder Angst absprach. Eine Nummer, deren einzige Aufgabe darin bestand, ein Kind zu gebären. Brutkasten Nummer 2761.

Muttersein ist in der Gesellschaft meiner Heimat keine private Entscheidung, auch wenn meine Familie mir das nie sagen würde. Sich bewusst dagegen zu entscheiden, kostet einen hohen sozialen Preis. Ich, das Kind syrischer Eltern, aufgewachsen in den Städten eines Landes, das sein Gesicht durch Kriege und Konflikte wechselt wie der Herbst die Farben im Blätterwerk, habe den Wert von Zuhause nie an einen Ort geknüpft. Heimat ist wie das Gefühl, Mutter zu sein, die Matrone der Familie und Beschützerin dieses magischen Drucks in der Brust.

Die Großfamilie, in der ich groß geworden bin, erdrückte mich. In diesem familiären Kontext existierte kaum ein echtes »Ich«, es dominierte das »Wir«. Entscheidungen, Haltungen, Erwartungen richteten sich danach, was für die Gemeinschaft funktionierte. Was dem Wir diente, hatte Vorrang und wurde als selbstverständlich auch für jeden Einzelnen vorausgesetzt.

Für persönliche Abweichungen blieb wenig Platz. Nicht weil Individualität ausdrücklich untersagt gewesen wäre, sondern weil Anpassung stillschweigend erwartet wurde. Man spürte, was gewünscht war, ohne dass es ausgesprochen werden musste. Eigene

Bedürfnisse, Zweifel oder andere Sichtweisen traten automatisch einen Schritt zurück.

So lernte ich früh, mich einzufügen. Mich auszurichten. Harmonie zu sichern. Die eigene Kontur wurde dabei nicht ausgelöscht, doch sie blieb unscharf. Sich eigenständig zu entfalten, bedeutete, gegen ein Gefüge anzutreten, das Zusammenhalt über Individualität stellt. Der oder die Einzelne folgt den Regeln der Familie und die Familie folgt den Regeln der Gesellschaft. Diese Machtverhältnisse zu hinterfragen oder zu verschieben, war nicht unmöglich, aber auch nicht leicht.

Mich zu ertragen mit den unpassenden Gedanken in einer Gemeinschaft von Passgenauigkeit, machte mich einsam und entfremdete mich von meinem Umfeld. Ich war mit mir allein bis zu dem Moment, in dem die Vorstellung einer Partnerschaft meine Überzeugungen langsam verschob. In mir wuchs der Wunsch nach einer eigenen Familie. Doch wir scheiterten bereits am ersten Kind. Egal wie oft wir es versuchten, egal wie sehr ich auf meinen Körper achtete, was ich alles dafür tat, ihn gesund, stark und gebärbereit zu machen, es wollte einfach nicht gelingen. Mein Brutkasten blieb leer.

Unser Alltag begann sich um meinen Zyklus zu drehen. Mit der Zeit änderte sich der Blick auf meinen Körper. Nähe, Lust und Individualität spielten keine Rolle mehr, sondern nur noch die Funktion. Mein Körper war ein Mittel zum Zweck geworden. Planung trat in den Vordergrund, Zeitfenster und Erwartungen. Intimität verlor ihre Spontaneität und wurde Teil eines Konzepts, eingebettet in konkrete Vorstellungen von Zukunft und Reproduktion.

Als ich Syrien verließ, wusste ich nicht, dass es ein Abschied für so lange sein würde. Ich ging genau in dem Moment, in dem der Krieg begann. Was daraus entstehen würde, konnte ich damals nicht erahnen. Dass ich keine klassische Kriegsgeflüchtete bin, verdanke ich einem Zufall, der sich später als lebensentscheidend herausstellen sollte. Nach meinem Abitur wollte ich arbeiten und reisen. Es war ein Sommer voller Leichtsinn und Selbstverständlichkeit. Ich entschied mich für eine Art Work and Travel in der Türkei und ging im Juni 2011. Vor meiner Abreise verabschiedete ich mich von meiner Familie. Wir lebten in einem Vorort, in einem Alltag mit Garten und Ruhe. Es gab ein kleines Zusammensein, unauffällig, ohne große Gesten oder Dramatik. In meinem Kopf war klar, dass ich nach drei Monaten in diesen Müßiggang zurückkehren würde. Zur selben Zeit hörten wir bereits von Unruhen und Kämpfen, später auch von Schießereien. In anderen Städten war die Lage angespannt, doch sie fühlte sich noch fern an. Nicht wie etwas, das unser Leben unmittelbar betreffen würde. Dann ging ich. Zwei Monate später rief mich mein Vater zu einer ungewöhnlichen Zeit an. Schon an seiner Stimme merkte ich, dass sich etwas verändert hatte. Er fragte mich, ob ich länger in der Türkei bleiben könne. Er sagte, die Lage zu Hause sei nicht mehr wie früher. Er sagte, er sei froh, dass ich weg bin. Wir würden sehen, wie sich alles entwickelt.

So bin ich gegangen, ohne wirklich zu fliehen. Ich bin nie zurückgekehrt, außer für kurze Besuche. Aus Monaten sind Jahre geworden. Heute ist Syrien für mich kein Zuhause mehr. Ich bin nicht vor Bomben geflohen. Der Zufall hat mich gerettet. Lange war ich deshalb vor allem glücklich. Aber zugleich blieb ein Gefühl der Irritation, weil alles ohne bewusste Entscheidung geschah. Ich wusste lange nicht, wie ich mich selbst einordnen sollte. Mir fehlte die Flucht, um Geflüchtete zu sein. Doch eines war mir immer klar: Es gibt kein Zurück. Und dieses Wissen allein erzeugte ein tiefes Unbehagen in mir. Ich verlor mein Miteinander. Als später meine Familie mein Geburtshaus verließ, hörten in dem Moment die Fugen meiner Kindheit auf zu existieren. Auch sie mussten gehen. Zu Beginn des Krieges kam es in der Region meiner Familie zu schweren Gefechten. Sie verließen ihre Heimatstadt und zogen innerhalb Syriens nach Damaskus, auf der Suche nach Sicherheit.

Währenddessen lebte ich mein Leben außerhalb des Krieges. Ich hatte eine Form von Sicherheit, doch keinen festen Boden unter den Füßen. Vielleicht hoffte ich, mir durch die Gründung einer eigenen Familie so etwas wie eine Heimat zu gebären. Als das auf natürlichem Weg nicht klappte, gingen wir in ein Kinderwunschzentrum. Es gab Gespräche, Protokolle und unendliche Fragen. Der Prozess wirkte nüchtern und erstaunlich unpersönlich. Keine behutsame Annäherung, kein spürbares Innehalten. Es fühlte sich eher an wie eine administrative Aufnahme, sauber strukturiert, klar durchgetaktet. Standardisierte Fragebögen wurden gereicht, Felder ausgefüllt, Häkchen gesetzt. Wir mussten erzählen, was wir schon versucht hatten, wie lange, wie ernst es uns war. Am Ende bekam ich eine Nummer. Sie stand für Ordnung und für die Systematik dieser Brutstätte. Doch sie stand nicht für mich.

Von da an drehte sich alles um meinen Körper. Zwei- bis dreimal pro Woche Arzttermine, Blutabnahmen, Untersuchungen. Hormone in Mengen, die meine Psyche aus dem Gleichgewicht brachten. Ich kam mir fremd in meiner eigenen Haut vor. Niemand fragte mich, wie es mir dabei ging. Ob ich das aushielt. Ob ich Angst hatte. Mein Befinden spielte keine Rolle, nur der Wert meines Uterus.

Mein Partner hingegen blieb fast unberührt. Für ihn bedeutete es keinen Aufwand. Keine Medikamente, keine Spritzen, keine Seele, die sich auf einmal nicht mehr fühlen kann. Er saß daneben und wartete, war anwesend und doch nicht betroffen. In dem Moment, in dem klar wurde, dass wir Hilfe brauchten, lag die Verantwortung bei mir. Ich trug die Belastung wie die Hoffnung und schließlich auch das Scheitern.

Als Frau ist dein Leben eine fortwährende Anstrengung. Egal welche Entscheidungen du triffst, egal was du tust. Du trägst die Last der Biologie und die Erwartungen der Gesellschaft auf deinen Schultern. Der junge Körper soll sich reproduzieren, der alte um die Enkel kümmern. Feminität wird an Fruchtbarkeit geknüpft.

Ich fühlte mich wie ein Objekt im Reagenzglas. Immer aufgebahrt unter der Supervision steriler Blicke. Zehn Minuten Gespräch, ein schneller Überblick, dann ein Terminplan. Zwei Wochen Hormone, selbst spritzen, Nebenwirkungen kurz erwähnt und los. Das

Ganze hatte etwas zutiefst Industrielles. Effizient, durchgetaktet, entpersonalisiert. Ich wusste nicht, worauf ich mich da eingelassen hatte. Erst langsam begriff ich, was mit mir geschah. Was ich mir hier eigentlich antat, warum ich das akzeptierte. Nackt in jeder Hinsicht, körperlich offen und emotional ungeschützt, wurde meine Intimität zur Routine der anderen und zu einem technischen Vorgang für mich, ausgelagert in sterile Räume und eingebettet in Abläufe, Zahlen und Erfolgskurven.

Irgendwann las ich Bücher über In-vitro-Fertilisation, fast alle von Frauen geschrieben. Es ging dabei wenig um mentale Gesundheit und kaum eines stellte wirklich infrage, wie dieses System funktioniert oder wie selbstverständlich erwartet wird, dass Frauenkörper einfach leisten. Kein Buch der Welt kam gegen meine innere Abwertung an. Je länger der Weg dauerte, desto deutlicher spürte ich, dass ich ihn allein beschreiten musste. Es gab Momente, in denen diese Einsamkeit wie eine Sintflut über mich einbrach.

Eine der Schwangerschaften begann mit einem vorsichtigen Aufatmen. Der erste Hormontest zeigte Werte, die damals noch nicht ganz eindeutig waren. Nicht hoch genug für Gewissheit, aber auch nicht niedrig genug, um den Gedanken zu verwerfen. Also hieß es warten. Alle zwei Tage neue Tests, um zu sehen, ob sich die Werte verdoppelten. Schwebezustand.

Der Anruf aus der Klinik kam an dem Tag, als mein Partner mit seiner Familie in Urlaub fuhr. Seine Tasche stand schon gepackt im Flur. Nach einer früheren Fehlgeburt waren die uneindeutigen Hormonwerte genug, um meine Angst sofort zurückzuholen. Dazu kam der Verdacht auf eine Eileiterschwangerschaft. Die Frau am Telefon sagte Dinge, wie man sie sagt, um anderen Mut zu machen. Hoffnung nicht verlieren. Wiederkommen. Weitermachen. Die Angst saß tief und ließ kaum Raum für klare Gedanken. In diesem Zustand fehlte mir die Kraft, mit meinem Mann zu ringen, zu diskutieren oder überhaupt einzufordern, was ich gebraucht hätte. Selbst um grundlegende Fürsorge zu bitten, erschien mir in diesem Moment zu viel. Als er wegfuhr, war ich körperlich und emotional vollständig ausgeliefert. Das erzeugte eine Leerstelle zwischen uns, größer als jedes gesprochene Wort.

Die ersten 24 Stunden hörte ich nichts von ihm, bis ich am nächsten Tag selbst nach seinem Befinden fragte. Ich wünschte ihm eine gute Zeit, erkundigte mich nach seiner Familie und überdeckte meine Sehnsucht nach Unterstützung mit beiläufigem Smalltalk über seinen Bruder. Die Stunden der letzten Tage waren so unglaublich schwer für mich gewesen, dass ich hoffen musste, er würde mir von allein Verständnis entgegenbringen. Stattdessen drehten sich seine Antworten um Flugverspätungen, Parktickets, alles Mögliche. Nur nicht um mich. Ich bat um mehr Nähe, um irgendein Zeichen von Partnerschaft. Im Warten auf den nächsten Test vergingen Tage in Sprachlosigkeit. Meine Eltern waren zu Besuch, doch mir fehlten die Worte, um das zum Ausdruck zu bringen, was mich innerlich ins Leere zog. Stattdessen entfernte ich mich von meinem Partner und meinem Körper gleichermaßen. Während mich die Übelkeit, ob nun aus Angst oder wegen der Schwangerschaft, überrollte, ignorierte er meine Bitte um Hilfe schlichtweg: »Ich fühle dich.« So so. Dieser Satz machte mich sprachlos, weil er mich damit einfach abgewiesen hatte.

Zwei Wochen zog sich dieser Zustand hin. Er war im Urlaub am Strand und lebte sein bestes Leben. Meines bestand dagegen aus Unsicherheit. Als ich beim Arzt erfuhr, dass alles vorbei war, kam er zurück. Ich lag auf dem Sofa, vollkommen erschöpft und leer. Bei seiner Rückkehr, zurück in das Leben, das sich nun wie Welten entfernt anfühlte, erkannte ich diesen Mann nicht mehr. Er negierte meine Angst. Er verklärte meine Gefühle. Er gab mir die Schuld. In meiner blinden Suche nach Stabilität hatte ich mich selbst verloren. Einst war ich eine starke, unabhängige Frau gewesen, die frei bestimmen wollte, wie ihr Leben verläuft. Ich war voller Tatendrang und Neugier auf die Welt, wollte Abenteuer erleben und mich von nichts und niemanden stoppen lassen.

Doch mein innerer Raum war mir genommen und durch Wut ersetzt worden. Ich mochte mich selbst nicht mehr. Diese Frau, die ständig kämpfte. Ich erklärte mich und forderte Dinge von mir selbst für die Vision eines Lebens, das ich nicht haben sollte. Aus der Frustration heraus war ein »Ich« entstanden, das ich kaum ertragen konnte. Die Wut loszuwerden, würde lange dauern. Dass ich dabei auch die Frau, die ich in dieser Beziehung geworden war, hinter mir lassen musste, machte es nicht leichter. Der Raum wurde zu eng für mich. Alles staute sich an. Ich existierte für das Reagenzglas und eine Vorstellung von Beziehung, die ich mit Heimat verwechselte. Aus dieser Enge heraus begann sich etwas in mir zu erklären. Meine Wut war nicht neu, nur für mich auf einmal sichtbar. Sie hatte mit mir zu tun, gefüttert durch den Blick von außen, durch die Erwartungen, in die ich gepresst wurde, ohne sie je für mich gewählt zu haben. Ich spürte, wie schnell Stärke missverstanden wird. Zwischen Selbstbehauptung und Zuschreibung bleibt kein Platz. »Hysterisch«, sagen sie, und »aggressiv«. Vielleicht ist es in Deutschland leichter, eine Frau zu sein, vielleicht ist es nur auf eine andere Weise kompliziert als in Syrien. Zu Hause war mein Platz nie selbstverständlich. Vieles an mir wurde geduldet, manches übergangen, anderes still missbilligt. Nichts davon sagte man mir. Es waren immer die Blicke, die Augen der anderen, durch die ich gesehen wurde.

Heute trage ich kurze Haare. Für mich ist es eine Befreiung, für meinen Vater ein Problem. Bei fast jedem Telefonat fragt er, ob sie endlich wieder gewachsen sind. Nicht, wie es mir geht. Nicht, ob ich glücklich bin. Sondern, wie lang meine Haare sind. Diese verdammten Haare. Als würde meine Weiblichkeit an ein paar Zentimetern Keratin hängen. Als wäre ab einer bestimmten Länge alles wieder in Ordnung. Als hätte ich dann endlich zurückgefunden. Wohin eigentlich?

Ich entsprach nicht dem Bild, das man von mir hatte. Ich war nicht die Frau, die man sich wünschte. Zu eigenständig. Zu fragend. Zu unbequem. Ich bin die »Zu«-Frau. Voller Zuschreibung. Voller zu viel. Meine Entscheidungen wurden selten wirklich verstanden, oft relativiert, manchmal als Phase abgetan. Als etwas, das sich schon wieder legen würde. Ob man mich akzeptierte oder nicht, war an Bedingungen geknüpft. Ich musste mich entscheiden: Zugehörigkeit oder ich selbst.

Diese Spannung hat mich lange begleitet. Zwischen Loyalität und Selbstbehauptung, Herkunft und Gegenwart. Zwischen dem Wunsch, gesehen zu werden, und der Angst, dafür etwas Wesentliches aufgeben zu müssen. Vielleicht habe ich deshalb so lange ausgehalten. Ob in Beziehungen oder den Rollen, die mir nicht mehr entsprachen. Der Weg zurück zu mir bedeutete, auszuhalten, nicht überall dazuzugehören. Zu. Zurück. Zu mir. Zusammenflicken, was zu zerbrechlich geworden war. Zu schmerzhaft, weil viel zu ehrlich.

Am Ende geht es immer darum, Frauen in ein Bild zu pressen, das wir als Gesellschaft von ihnen haben möchten. Meine eigene Gesellschaft war – ja was denn eigentlich? Syrien ist der Ort meines Hauses, aber nicht mein Zuhause. In der Türkei habe ich mein Herz verloren, aber nicht meine Liebe. Und in Deutschland bin ich nie ganz angekommen.

Mich zu akzeptieren, zeigte sich als Uniformität. Als das Bemühen, passgenau zu werden in einer Vorstellung davon, was eine Frau zu sein hat. Wir bedecken uns mit dem, was andere für uns für richtig halten, und werden zu einer uniformen Masse fremder Vorstellungen.

Frauen aus Ländern wie dem Iran, Syrien oder der Türkei sind oft progressiv und modern, leben aber gleichzeitig in konservativen Beziehungen. Sie wollen eine starke Partnerschaft und eine eigene Stimme, aber gleichzeitig gelten für sie bestimmte Erwartungen. Alles, was diese Normen verletzt, ist unpassend oder wird als unweiblich gelesen. Der Druck des Patriarchats zwingt sie, den Erwartungen eines anderen zu folgen, anstatt selbst ein Leben zu führen. Es ist einfacher, eine Frau zu beherrschen, sie anzupassen und gefügig zu machen, wenn alles, was sie tut, als gefährlich gilt. Sich ständig erklären zu müssen, ermüdet ungemein. Kämpfe schleichen sich in jeden alltäglichen Schritt. Eine Flut der Mikroaggressionen, so zermürbend, dass der Alltag wieder taub und hinnehmbar wird.

Ich kann die Frauen verstehen, die sich nach einfachen Strukturen sehnen. Wer sich reibungslos in eine gesellschaftliche Vorstellung einfügt, spürt irgendwann weniger Widerstand. Und vielleicht tut es dann auch nicht mehr so weh, sich selbst langsam dabei zu verlieren. Es ist entlastend, schön zu sein. Entlastend, der Norm zu entsprechen, mitzuschwingen in der Stummheit einer blinden Masse. Wer sich einfügt, muss nichts erklären. Wer passt, bleibt verschont. So wird man normativ. Und was als Norm gilt, bestimmen noch immer jene, die Macht haben. Frauen gehören nicht dazu.

Zeig mir eine Gesellschaft, in der Frauen wirklich gleichberechtigt sind. Eine, in der sie mitbestimmen, wie das Bild von Weiblichkeit aussieht, ohne dafür bewertet oder verurteilt zu werden. Wo sind diese Orte? Und wer kämpft dafür, wenn nicht wieder jene, die ohnehin seit jeher die Kraft aufbringen müssen, sich selbst zu erklären.

Wenn ich heute frage, wie man mich sieht, geht es mir nicht um mein Aussehen. Ich suche keine Bestätigung für etwas, das offenkundig ist. Mich interessiert, ob man meine Haltung sehen kann. Ob meine Klarheit, meine Stärke, das, wofür ich stehe, nach außen dringt. Ob das, was mir wichtig ist, nicht nur gemeint, sondern erkannt wird. Ich möchte, dass man mich in meiner ganzen Tiefe sieht. Doch wie ich nach außen wirke, hängt immer auch damit zusammen, was in mir vorgeht. Und dieses Innere hat sich über die Jahre verändert. Mit meinen Haaren habe ich nicht nur ein paar Zentimeter Masse verloren, sondern mich auch hin zu einem anderen Menschen bewegt, zu einem Charakter, der sich in mir heimisch fühlt. Mit dem Aussehen zu spielen, war für mich nie bloße Rebellion. Es war eine Form von persönlichem Ausdruck, ein »Durch die Hintertür«-Arbeiten am Widerstand gegen das Normative. Grenzen berühre ich nicht, um sie zu überschreiten, sondern um zu spüren, was sich auf dem Weg dahin im Inneren regt.

Der Weg zu diesen Schwangerschaften war hart und hat meine Grenzen in vielen Punkten verletzt. Doch ich bin daran nicht zerbrochen. Ich habe gelernt, dass Grenzen-Setzen nichts Schlechtes ist. Schwäche darf mit Mitgefühl begegnet werden, ebenso wie ich mir meine Wertigkeit zugestehen darf. Und wer weiß, vielleicht werde ich in einem anderen, wertschätzenden Umfeld irgendwann doch noch Mutter.

Meine Heimat ist nicht an Mutterschaft gebunden, mein Wert nicht biologisch. Zu erkennen, wie ich mich früher in diesem Spannungsfeld zwischen Selbstverständnis und gesellschaftlicher Rolle bewegt habe, gibt mir ein Gefühl der Freiheit. Mir scheint, als bemesse sich der Wert einer Frau noch immer in erschreckendem Maß an ihrer Reproduktionsfähigkeit. Als wäre ihr Körper ein Versprechen an die Gesellschaft, das eingelöst werden muss. Brutkasten auf, Braten rein und funktionieren. Man überflutet sie mit Hormonen und hält sie so lange im Rennen, wie sie dem großen Ganzen nützlich ist. Und dann kommt die Menopause. Mit ihr beginnt die Unsichtbarkeit. Alten Frauen wird vieles abgesprochen, ihr Wohlbefinden ebenso wie ihre Sexualität und ihre Ausstrahlung.

Meine Oma ist ein Paradebeispiel dafür, wie Frauen ein Leben lang kämpfen. Bis sie etwa 75 Jahre alt war, hatte sie immer gepflegte Nägel, rote Lippen und perfekt frisiertes Haar. Wir lebten in einem Vorort der Großstadt. Dichte Häuser nebeneinander, die ganze Familie war nah beisammen. Das Haus meiner Großmutter stand direkt neben unserem. Als Kind spielte ich mit meinen Cousins im Garten und liebte es, meine Großmutter zu beobachten. Meine Omi, eine geschiedene Frau. Mein Großvater hat nach der Trennung wieder geheiratet und drei weitere Kinder bekommen. Sie war innerlich erschüttert und ist an den Querelen der Scheidung fast zerbrochen.

Ich sah sie regelmäßig in einem Taxi verschwinden, manchmal für zwei Stunden. Erst später verstand ich, dass sie einfach nur zum Friseur gegangen war. Als sie zurückkam, legte sie sich schlafen. Sie war depressiv, einsam und verlassen. Aber nichts davon konnte ihr die Krone abnehmen. Sie pflegte ihre Nägel, trug Lippenstift auf, ging zum Friseur und ließ sich die Haare machen. Zwei- bis dreimal pro Woche, um sich selbst zu beweisen, dass sie noch lebt.

Meine Erlebnisse – die Verluste, die Kämpfe, die unzähligen Fragen nach Zugehörigkeit und Wert – haben mich geformt und dabei Narben hinterlassen. Und jetzt stehe ich an einem Punkt, an dem ich zurückblicke, all das einordne und gleichzeitig nach vorne schaue. Ich habe verstanden, dass ich nicht weglaufen muss, dass ich all diese Kapitel mit mir trage und trotzdem die Möglichkeit habe, ein neues zu beginnen. So komme ich an einen Punkt, an dem vor mir leere Seiten liegen und die Frage, wie meine Geschichte weitergeht. Doch so etwas wie ein weißes Blatt gibt es nicht. Ich bin kein Anfang, sondern ein ganzes Buch gefüllt mit Eindrücken und Bildern meiner eigenen Geschichte. Ich fühle jede Emotion und träume mich in meine Wünsche. Sechs Jahre lebte ich in Istanbul, dann zog es mich nach Berlin, wo ich jetzt seit etwa sieben oder acht Jahren bin. Dazwischen war ich in Portugal und London. Überall habe ich Spuren hinterlassen, Erfahrungen gesammelt, Kapitel aufgeschlagen und weitergeblättert in meiner eigenen Chronik.

Ich will mich nicht mehr vor den Momenten des Scheiterns verstecken. Und das, obwohl ich gerade jetzt, in diesem Moment, eine unbedingte Einsamkeit fühle. Ich kämpfe mit mir, mit der Akzeptanz meines eigenen Seins, mit der Liebe zu mir selbst. Allmählich beginne ich zu verstehen, dass mein Zuhause in mir liegt. Mein Herz ist nicht an einen Ort gebunden. Ich habe gespürt, wie es sich anfühlt, keine Basis zu haben, aber ich lerne, diese Instabilität anzunehmen und dennoch geerdet zu bleiben. Das Gefühl von Unsichtbarkeit, die innere Unruhe, das Zweifeln – all das ist Teil meiner Reise. Aber wir sollten aufhören, Krieg gegen uns selbst zu führen. Wir müssen uns erlauben, in unbewussten Momenten freundlich zu uns zu sein. Ich bin an einem Punkt, an dem ich die Energie habe, zu entscheiden, wer ich sein möchte und wie ich gesehen werden will. Ein neues Kapitel, das ich schreiben darf, voller Verantwortung für mich selbst.

Vielleicht liegt gerade in all diesen Kämpfen, all den Hindernissen und den Momenten der Unsicherheit etwas Wertvolles verborgen. Sie sind nicht umsonst. Sie bereiten dich vor, lehren dich und stärken dich. Und irgendwann liegt wieder eine leere Seite vor dir, bereit, beschrieben zu werden. Bereit, ein neues Kapitel zu beginnen, eines, das du bewusst und mit all deiner Kraft gestalten kannst. Ein Kapitel, das gut ist, weil es deins ist.

Dinnerdate

Ich: Ich rufe nachher durch – bin gerade beim Dinnerdate

Er: Bin im Bett, hier ists zwei Stunden später.

Ich: Wie war das Ankommen?

Er: Anstrengend. Keine Übergabe. Parallel zu den ganzen Einweisungen Übernahme der Dienstgeschäfte, weil direkt in charge. Aber nett hier.

Ich: Und wie gehts Dir?

Er: Alt. Aber nicht hoffnungslos. Gepäck ist weg. Mir ist alles egal.

Missbräuchliche Macht

Macht ist nichts Glänzendes, das automatisch mit Größe und Stärke verbunden ist. Ich habe sie in vielen Facetten erlebt und kaum eine von ihnen als wirklich positiv empfunden. Viel häufiger habe ich gesehen, wie sie subtil missbraucht wird. Macht kann Türen öffnen, aber sie auch ebenso schnell wieder schließen. Im Militär kommt man an ihr nicht vorbei. Sie hängt sichtbar am Körper, als Waffe vor der Brust oder als Back-up am Oberschenkel. Die zugehörigen Magazintaschen sind eng an der Schutzweste verzurrt. Unsere Ausrüstung ist nicht nur darauf ausgelegt, im Ernstfall zu schützen, sondern auch Gewalt ausüben zu können.

Ob zur Selbstverteidigung oder zum Schutz unserer Patienten, wir tragen die Fähigkeit zur Gewalt immer mit uns. Sie bleibt nicht unsichtbar. Zu militärischer Präsenz gehört in jedem Einsatz auch eine Machtdemonstration. Wir gingen bewaffnet durch Dörfer, die nicht unsere waren. Patrouillierten durch Straßen, in denen Kinder spielten. Betraten Häuser, passierten Tore und wirbelten Staub mit unseren Fahrzeugen auf. Schon unser Auftreten verrückt die Ordnung vor Ort. Ein Ungleichgewicht entsteht. Wer mit Helm, Waffe und gepanzertem Fahrzeug vor einer Haustür steht, tritt niemals neutral ein. In gewissem Maß ist es immer auch ein Eindringen. Obwohl der Auftrag Schutz heißt, trägt die Präsenz das Potenzial der Gewalt in sich. Wir übersetzen unsere Sicherheitslogik in private Lebenswelten. Und so gut sie militärisch begründet ist, so sehr verändert sie den Alltag der Menschen, denen wir begegnen.

Macht bleibt selten abstrakt.

Wir kennen sie alle, diese Momente des demonstrativen Wartenlassens. 40 Minuten. 45 Minuten. Eine Stunde. Keine Sitzgelegenheit vor der verschlossenen Tür. Solche Situationen sind kleine, beinahe unscheinbare Machtdemonstrationen. Wer andere warten lässt, signalisiert, dass er über ihre Zeit verfügt. Zeit ist kein neutrales Gut, sondern sie gehört jemandem. Wer die Zeit kontrolliert, kontrolliert den Raum. Noch bevor das Gespräch beginnt, ist die Hierarchie etabliert. Solche Rituale wirken unscheinbar, beinahe alltäglich. Gerade darin liegt ihre Eleganz. Macht muss nicht brüllen. Sie zeigt sich im Takt der Verzögerung als bewusstes Nicht-Reagieren. Die einen stehen, die anderen sitzen. Die einen hoffen auf Einlass, die anderen entscheiden, wem er gewährt wird. Mehr braucht es oft nicht, um Autorität zu vermitteln. Diese Spielchen ziehen sich durch Systeme, auch durch unseres.

Im Krankenhaus entscheiden Ärztinnen, ob Beschwerden Gewicht und eine medizinische Behandlung bekommen oder abgetan werden. Wir entscheiden, was in einen Körper hineinkommt und mit welcher Therapie begonnen wird. In der Notfallmedizin fällt dieser ganze Prozess aus Diagnose und Behandlung leichter. Vielleicht weil dort alles schon in Bewegung ist, wenn wir eintreffen. Im Rettungsdienst heißt es oft lapidar: »Der Patient hat angefangen.« Die Situation ist bereits eskaliert. Eigentlich geht es nur vorwärts. Mit gezielten Maßnahmen lässt sich im besten Fall retten, was man noch retten kann. Gerade in den Momenten, in denen ein Mensch dem Tod näher ist als dem Leben, greifen gut studierte Algorithmen. Ganz anders fühlt sich die elektive Situation an: Eine geplante Narkose bei einem gesunden Menschen, der sich auf den Tisch legt, obwohl er genau weiß, dass ich ihm das Bewusstsein nehmen und seine Atmung kontrollieren werde. Viele haben davor mehr Angst als vor dem eigentlichen Eingriff. Der Geruch nach Schweiß verrät sie. Angst riecht anders als Anstrengung. Und trotzdem legen sie sich hin. Vertrauen ist da eher ein Aushalten zwischen mir und dem Paar Augen, das mich ängstlich anblickt. Unsere Medikamente nehmen dem Körper die Fähigkeit, selbst zu atmen. Maschinen übernehmen den Gasaustausch. Ohne Anästhesie keine Operation, ohne unsere Entscheidungen kein kontrollierter Übergang in diesen Zustand zwischen Schutz und Gefährdung.

Gerade in den ersten Jahren in diesem Beruf war das Gefühl überwältigend: Ein Mensch liegt vor dir und ohne dein Handeln wäre er nicht in der Lage, sein Leben aufrechtzuerhalten. Diese Form der Verantwortung trägt ein anderes Gewicht als der akute Notfall. Sie verlangt geplante Präzision und Wärme, um jemanden durch eine gewollte Vulnerabilität zu führen und bestmöglich wieder herauszubringen. Die größte Herausforderung liegt nicht im Ausnahmezustand, sondern in der Routine, um jeden Tag Wissen so anzuwenden, dass die Gesundheit erhalten bleibt oder verbessert wird.

Das gilt in der Anästhesie genauso wie in der ästhetischen Medizin. Vor meinen ersten Notarzteinsätzen hatte ich weniger Angst als vor den ersten elektiven Eingriffen an gesunden Personen, bei denen medizinische Notwendigkeit nicht im Vordergrund steht. Mit einem Menschen zu arbeiten, der eigentlich nichts hat, eine Intervention zu rechtfertigen und sie mit höchster Präzision umzusetzen, fühlt sich anders an als das beinahe schematische Abarbeiten eines Algorithmus an der Grenze zwischen Leben und Tod.

Diese Schemata, die wir im Notfall so selbstverständlich abrufen, stehen ja nicht einfach im Raum. Sie beruhen auf Studien und Datensätzen, die irgendwann einmal als Evidenz festgeschrieben wurden. Wir lernen sie und verinnerlichen sie als unsere gesetzten Wahrheiten. Erst wenn wir beginnen, sie zu hinterfragen, wird sichtbar, wie sie eigentlich entstehen. Forschung folgt Fragen. Fragen folgen Prioritäten. Prioritäten folgen Strukturen, Förderlinien, politischen und ökonomischen Interessen. So wird aus einer Hypothese ein Paper, aus einem Paper eine Leitlinie und aus einer Leitlinie unser Standard. Und dieser Standard fühlt sich irgendwann naturgegeben an.

Doch Forschung betrachtet nicht alle gleichermaßen. Sie war nie wirklich inklusiv. Wer nicht in die Studienkohorten passt, taucht später in den Empfehlungen nicht auf. Je stärker Forschung in

Korridoren organisiert wird, desto mehr verengen sich die Perspektiven. Nicht alles, was relevant ist, bekommt eine Bühne, und nicht alles, was korrekt ist, wird gefördert. Die Variable Geschlecht verschwindet beispielsweise erstaunlich leicht aus den Studien. Frausein galt lange medizinisch als Abweichung von der Norm. Ein Sonderfall, der zusätzlich berücksichtigt werden muss, anstelle eines gleichwertigen Ausgangspunktes. Für Frauen bedeutet das immer noch Unsichtbarkeit, sogar in ganz alltäglichen Dingen. Wir sind so unsichtbar, dass es uns teils selbst gar nicht auffällt. Dass sich Symptome für Herzerkrankungen anders äußern können, bleibt unbeachtet und Krankheiten wie Endometriose fallen durchs Raster, weil sie in Studium und Ausbildung kaum vorkommen.

Sichtbarkeit ist längst zu einer eigenen Währung geworden. Und diese Sichtbarkeitskonkurrenz gewinnen nicht die Themen der Menstruierenden, solange wir uns vor Blut an einer Frau noch ekeln. Sie gewinnt nicht die Frau in den Wechseljahren, die ihr Soll als Reproduktionsmaschine längst erfüllt hat. Was sind schon Hitzewallungen? Was sind schon Schlafstörungen? Was sind all die Symptome, die wir noch nicht einmal zuordnen können, weil wir sie nicht benannt haben?

Wer gut vernetzt ist, entscheidet darüber, welche Themen Deutungshoheit bekommen. Der Rest verschwindet. Medizinische Leitlinien geben den Ärztinnen einen Rahmen, politische Leitlinien den Soldatinnen. Sie liefern Begründungen und schaffen eine Form von Legitimation. Und doch werden sie gedehnt, ausgelegt und angepasst, je nachdem, wer gerade die besseren Argumente präsentiert und die größere Bühne bespielt. Das Völkerrecht gilt, bis es neu interpretiert wird. Humanitären Verpflichtungen kommt man nach, solange sie in das eigene Narrativ passen. Am Ende bleibt dieses Gefühl, das ich vom Warten vor der Tür kenne: Jemand anderes entscheidet über Zeit, Regeln und Spielräume.

Eine der größten Künste der Macht besteht darin, andere im Glauben zu lassen, sie hätten die Kontrolle. Und doch sitzen oft gerade diejenigen am längeren Hebel, deren formale Autorität größer ist als ihre tatsächliche Kompetenz. Titel sollen Entscheidungsstärke und Exzellenz markieren. Dabei sind sie meistens nur Platzhalter für Führung. Was Exzellenz genau ist, bleibt erstaunlich unklar. Sie wird gemessen in Karriereschritten und lückenlosen, im Zweijahresrhythmus optimierten Lebensläufen. Zwischen diesen Stationen sollen Privatleben, Regeneration und wirkliche Entwicklung irgendwie mitlaufen. Das System belohnt Tempo und Sichtbarkeit, nicht zwingend Reife. Titel und Uniform täuschen zuverlässig darüber hinweg, wie schmal manchmal das Fundament darunter ist. Sie signalisieren Macht und schinden Eindruck. Aber ob jemand führen, Verantwortung tragen oder zuhören kann, steht auf keinem Namensschild. Äußere Marker werden mit innerer Haltung verwechselt. Und Autorität wirkt größer, als sie inhaltlich ist. Charakter zeigt sich nicht darin, wer einem die Tür öffnet, sondern darin, wer sie einem vor der Nase zuschlägt.

Ärzte verfügen über Macht. Das ist ihr Alltag. Sie greifen in den Körper ein und entscheiden trotzdem nicht darüber, wessen Leben wertvoll ist. Im Behandlungsraum gilt die Fiktion der Gleichheit. Jede Biografie hat denselben Anspruch auf Versorgung, egal ob sie uns sympathisch ist oder uns innerlich zusammenzucken lässt. Das klingt klarer, als es sich anfühlt. Denn natürlich menschelt es. Natürlich reagieren wir auf Geschichten und diesen schmalen Grat zwischen Sympathie und Ablehnung. Natürlich steht man manchen Patientinnen näher als anderen. Die Kunst besteht nicht darin, das zu leugnen. Gleichbehandlung ist kein permanenter Zustand, sondern eine tägliche Entscheidung gegen die eigenen Impulse. Wir helfen dem, der Hilfe braucht. Ob der Fall ins eigene Weltbild passt oder nicht, spielt keine Rolle.

Medizin bedeutet immer diese sterile Nähe, sobald ein Körper sich öffnet. Münder, Wunden, Vaginen, offene Bäuche – dort, wo sonst niemand Fremdes sein darf, arbeiten ärztliche Hände. Diese Nähe hat einen Zweck, sie soll heilen und dennoch trägt sie immer die Möglichkeit der Grenzüberschreitung in sich. Ein schlichter Satz wie: »Darf ich Sie berühren?«, dreht für einen Augenblick das

Machtgefüge um und der Mensch auf der Liege bekommt ein Stück Selbstbestimmung zurück. Gleichzeitig macht man sich Gedanken, wer da vor einem liegt. Die Gedanken formen eine Haltung, aus der Haltung wird eine Handlung und genau diese Handlung, professionell und im vollen Bewusstsein der zwischenmenschlichen Situation, ist im medizinischen Beruf das eigentliche Werkzeug. Es wäre unehrlich zu behaupten, jede Begegnung ließe sich frei von persönlichen Regungen erleben. Ekel, Überforderung, manchmal auch Abwehr sind menschliche Reaktionen. Gerüche setzen sich fest, Bilder bleiben haften und es gibt Momente, in denen die Übelkeit in der Kehle steht und die professionelle Maske kurz brüchig wird. Gerade in solchen Momenten wächst die Verantwortung, sich selbst wahrzunehmen und das eigene Empfinden ernst zu nehmen, um es nicht unreflektiert in Handeln zu übersetzen. Medizin greift tief in andere Körper ein, oft bis in die letzte Ecke. Sich bewusst zu machen, dass dort ein fühlender Mensch liegt, ist kein Zusatz, sondern Voraussetzung. Aus dieser Wachheit heraus bleibt Nähe menschlich. Der Beruf ist der Mensch, mit allem, was dazugehört.

Wir neigen dazu, Leid zu hierarchisieren. Der somatische Notfall scheint objektiv schlimmer als das seelische Leiden und das ästhetische Anliegen gegenüber beidem als verzichtbarer Luxus. Diese Einordnung passiert nicht nur im System, sondern auch in uns selbst. Stellvertretend für eine Gesellschaft, die Knappheit mit Vernunft verwechselt, beginnen wir zu sortieren. Wer hat es wirklich nötig? Wer darf Raum einnehmen? Gerade Männer neigen dazu, sich dabei selbst aus der Gleichung zu streichen, wenn es um ihre seelische Gesundheit geht. Solange sie nicht am Rand stehen oder den Kontakt zur Realität verlieren, halten sie sich selbst für nicht krank genug und glauben, andere hätten die Therapie nötiger. Doch für den einzelnen Menschen ist das eigene Empfinden absolut. Der empfundene Schmerz wird nicht dadurch relativiert, dass es einer anderen Person noch schlechter geht. Wie wir Leid empfinden, ist kein objektiver Maßstab, sondern so sehr von Umständen und Biografie geprägt, dass es frevelhaft wäre, diese Empfindungen gegeneinander aufzurechnen oder pauschal abzuerkennen. Das, was ich für mich anlege, taugt nicht, um zu beurteilen, was für andere Bedeutung hat. Wir müssen uns nicht in übertriebener Härte gegen uns selbst beweisen.

Vielleicht liegt hier ein grundlegendes Missverständnis. Selbst in sicheren, wohlhabenden Gesellschaften sind die Menschen noch unzufrieden. Es bleibt diese Penetranz der negativen Reste als das, was fehlt, das, was nicht ganz stimmt, der kleine Makel im großen Ganzen. Objektiv mag vieles gut sein, subjektiv drängt sich genau das Unvollkommene in den Vordergrund.

Dieses Phänomen ist leicht erklärt: Der Mensch gewöhnt sich an das Gute. Sicherheit und Wohlstand verlieren ihre Strahlkraft, sobald sie zur Normalität werden. Was uns penetriert, ist die Abweichung von diesem »Gut genug«. Das eine Kilo zu viel. Der berufliche Stillstand trotz sichtbarem Erfolg. Unser Belohnungssystem ist nicht darauf ausgelegt, Zufriedenheit zu konservieren. Es sucht nach Differenz und in der Sehnsucht nach Optimierung öffnet sich das gefräßige Maul schlauer, gewinngetriebener Produktentwickler. So entsteht eine Restgröße, die sich aufdrängt, selbst wenn das Gesamtbild eigentlich im völligen Okay vor uns liegt.

Dieser Mechanismus ist ein psychologischer Bias, der aus der evolutionären Logik heraus Sinn ergibt. Wer Gefahren oder Defizite schneller erkennt als Erfolge, sichert sein Überleben. In modernen Gesellschaften richtet sich dieser Blick nicht mehr auf den Säbelzahntiger, sondern auf das eigene Spiegelbild. Irgendjemand definiert, was als schön gilt. Bestimmte Körper tauchen immer wieder in Werbung und Medien auf. Bestimmte Formen von Sexualität werden als begehrenswert inszeniert, andere marginalisiert. Das macht Schönheit gleichzeitig zur kulturellen Norm und zum ökonomischen Produkt.

Die Penetranz der negativen Reste verbindet sich mit den gebauten Idealen einer Gesellschaft im Überfluss. Aus einem diffusen Unbehagen wird ein konkretes Defizit. Es bekommt Kontur und das

Vergleichsbild einen Namen. Und irgendwann brennt sich dieses so schmerzhaft ein, dass es nicht mehr nur ein Gedanke bleibt, sondern zum Gefühl wird, beinahe körperlich spürbar. Der Schmerz wirkt für uns echt. Er sitzt im Blick in den Spiegel, in der Art, wie jemand einen Raum betritt, in der ständigen inneren Gegenüberstellung mit dem vermeintlichen Ideal. Gleichzeitig reden wir ihn klein. Tun ihn ab als Eitelkeit oder Arroganz. Wir bauen eine Welt, die diese Penetranz aufrechterhält und als ein Luxusproblem abwertet, obwohl sie Menschen ununterbrochen in Selbstvergleiche drängt und ihnen dann das Recht abspricht, darunter zu leiden.

Es ist bequem zu sagen, das alles sei nicht relevant im Angesicht der »wirklichen« Probleme. Dabei fühlen sich diese Abweichungen für die Betroffenen höchst real an. Andere haben das längst verstanden und schlagen aus dem Defizit Kapital. Aus Unsicherheit wird ein Markt, aus dem Gefühl, nicht zu genügen, ein Geschäftsmodell. Und das endet nicht an der Praxistür. Auch Ärztinnen bewegen sich darin. Wer sich vom eigenen Ethos entfernt, Heilung ernsthaft zu verstehen, läuft Gefahr, Leid zu verwerten, statt zu reflektieren. Was nicht diskutiert wird, lässt sich nicht behandeln. Kompetenz kann Abhilfe schaffen, aber auch dazu dienen, Schmerz zu instrumentalisieren und zu vergrößern.

Vielleicht geht es also gar nicht darum, wer mehr leidet. Entscheidend ist vielmehr, warum überhaupt das Bedürfnis entsteht, Leid gegeneinander aufzuwiegen. Dahinter steht die Vorstellung, es gebe eine objektive Skala, eine Art Hierarchie des Schmerzes, die sich neutral festlegen ließe. Sie atmet den Geist derjenigen, die entscheiden wollen, was relevant ist und was nicht, welches Leid als legitim gilt und welches als übertrieben, als banal oder als selbstverschuldet abgetan wird. Damit degradieren sie Erfahrungen, die nicht in ihr eigenes Verständnis von Ernsthaftigkeit passen.

Helau und Alaaf

Ich: Man muss die kleinen Highlights genießen.

(Ich schicke ihm ein Bild mit Hubschrauber im Feld unter der Sonne.)

Er: Was ist passiert?

Ich: Motorradunfall mit zwei Kindern drauf. Eins haben wir in ne größere Klinik geflogen, das andere ging regionaler ins Krankenhaus. Aber in Brandenburg ist's eben eng mit Maximalversorgern, da müssen wir öfter mal fliegen. Waren abends noch bei einem anderen Motorradunfall.

Er: Oh, krass.

Ich: War in den letzten zwei Wochen mein vierter Motorradunfall. Alle tödlich oder schwer verletzt.

Er: Scheiße. Seh zu, dass du weg von den Eindrücken kommst.

Ich: Ich sag's dir, Dinge häufen sich. Zwei Ertrunkene, ein 70% verbrannter Motorradfahrer, ein Fensterspringer, in der Mitte zerteilt, mehrere Reanimationen und Tote.

Er: Und jetzt noch ne Gefechtsmedaille

Ich: That's doctors life ;) Also wenn man in diesem Bereich arbeitet … Und dann kommt einer vom Schiff mit »verkleideter Karnevalsverein«. Der hat nicht annäherungsweise ne Ahnung, was wir im Einsatz oder im Regeldienst sonst so machen ;) Sonst wäre der Umgang untereinander nicht so.

Er: Haben die auch nicht, die sind in ihrer eigenen Welt … Bzw. die vergessen einfach, was es draußen noch so gibt.

Deckung

Schon zur Begrüßung nannte man uns »Karnevalisten in Offizieruniform«. Uns wurde deutlich gemacht, dass wir dort nicht als richtige Soldaten galten. Was hatte ich selbst für ein schlechtes Bild von mir als Ärztin im Militär. Nie war man genug. Genug Soldatin. Genug Offizierin. Oder es überhaupt wert, den Dienstgrad auf dem Grün zu tragen, den man als Ärztin schneller erreicht, während andere in der »normalen« Truppe dafür Jahre dienen müssen. »Fünf Minuten später kommt der Sanitäter.« Subtile Witzeleien gehörten immer dazu. Dieses Bild kam nicht aus dem Nichts, gefüttert von den Sticheleien derer, die sich selbst für »echte Soldaten« hielten und uns in der Sanität nicht. Bei uns führte es dazu, dass wir immer noch ein bisschen mehr sein wollten. Noch ein bisschen militärischer. Vorneweg, statt nur dabei. Als Arzt immer ein wenig darüber hinaus. Als Frau erst recht.

Die Uniform ist undankbar mit dem, was sie dir zuschreibt. Bei mir war es der Äskulapstab. Die mit dem »Druidenstab«, »Zauberlehrlinge« und was man uns nicht alles nannte. Dann noch die »Entschuldigungsschwinge« der Luftwaffe auf dem Dienstgradabzeichen. Unbewusst kämpfen wir immer gegen diese Vorurteile und Zuschreibungen an. Und ja, manchmal sind wir genau das, was man uns vorwirft. Die, die anscheinend einfach nur die Luft wegatmen. Wenn nichts passiert, wenn keine Verwundeten kommen, wenn keine Lage uns fordert, haben wir keinen sichtbaren Auftrag. Dann stehen wir daneben. Warten. Sind da. Ohne dass man versteht, warum. Behandeln Husten-Schnupfen-Heiserkeit und all die Wehwehchen, für die Muttis Haushaltsapothekenwissen auch gereicht hätte.

Doch der Ton uns gegenüber hat sich verändert. Heer und Luftwaffe haben mit schmerzlichen Verlusten lernen müssen, was es heißt, zu kämpfen. Was es heißt, zu verlieren. Menschenleben. Gesundheit. Ja, sogar den eigenen Geist. Zu denen, die man vormals als belastendes Beiwerk betrachtet hatte, schaute man plötzlich auf. In der größten Not. Schwer verwundet. Das Selbstverständnis der Sanität in der Truppe hat sich seit Afghanistan massiv verändert. Und noch mehr durch das, was wir gerade aus der Ukraine sehen. Jetzt hören wir die Geschichte von der gejagten Sanität. Verfolgt von Drohnen. Beschossen. Weil es so grausam ist, die Truppe derer zu berauben, die den Verwundeten helfen können. Überhaupt hat sich die Wahrnehmung der sogenannten Enabler verändert: Logistiker, Techniker, Kommunikationsspezialisten, kurz, alle mit den »minderwertigen« Litzen. Alle, die nicht »kein Mensch, kein Tier: Panzergrenadier« sind. Alle, die nicht »dran, drauf, drüber« schreien. Die, die vielleicht mehr Kopf als Kraft besitzen, atmen plötzlich nicht mehr nur die Luft weg. Das verstehen wir, die Krieg gesehen haben. Und das verstehen nach dem Einsatz auf der Fregatte im Roten Meer auch die, die mit Posttraumatischer Belastungsstörung und Depressionen nach Hause zurückkehrten.

In diesem uniformierten Gehabe überbietet man sich gern mit den krassesten Geschichten und den härtesten Männlichkeitsidealen. Die Uniform sitzt stramm, die Anekdoten auch. Man misst sich an Einsätzen, an Gefahr und Durchhalteparolen. Bis einem irgendwann selbst der Arsch auf Grundeis geht. Diese subtilen Abwertungen gibt es in vielen Systemen, die stark über Hierarchien und Macht funktionieren – da ist die Bundeswehr keine Ausnahme. Aber besonders spürbar wird das in engen Räumen, wenn man über Monate dicht aufeinander lebt. Kaum Rückzug, kaum Abstand. Von außen sieht man das selten. Die meisten Leute haben wenig Vorstellung davon, wie es ist, sich freiwillig über lange Zeiträume zu kasernieren, ob nun auf See oder im Auslandseinsatz. Menschen mit ganz unterschiedlichen Hintergründen, mit Emotionen, mit Stärken, Schwächen und Unsicherheiten, die in ein enges Gefüge aus Befehlen und klaren Ketten eingebunden sind. Von heute auf morgen fällt man aus dem zivilen Alltag in dieses System. Es funktioniert, weil es funktionieren muss. In diesem Spannungsfeld entstehen dann die Rituale des Kräftemessens, das demonstrative Starksein vom Bierbauchkörper in Paradeuniform.

Mehr als die Hälfte meiner Dienstzeit ist nunmehr vorbei. Mehr als ein Dutzend Jahre habe ich in diesem Konstrukt verbracht, das sich währenddessen mehrfach durch Reformen und sicherheitspolitische Veränderungen gewandelt hat. Gleich geblieben ist der Kontakt zu Menschen, die erst fremd sind, dann Kameraden werden, später Wegbegleiter und irgendwann Freunde. Aus unserem wiederholten Zusammentreffen ist mit der Zeit ein verlässliches Miteinander der vielen gemeinsamen ersten Male geworden. Erst jetzt im Rückblick verstehen wir, dass es genau diese geteilten Anfänge sind, die uns seit Jahren verbinden. Nie zuvor hatte ich so lange mit fremden Menschen zusammengelebt wie damals auf der Offizierschule. Doch die Belastung der langen Tage ließ anfängliche Befindlichkeiten verblassen. Die militärischen Regeln, die zunächst sonderbar und befremdlich wirkten, gaben bald einen klaren Rahmen vor, der das Zusammenleben ordnete und vieles einfacher machte. Dort, an dieser Schule, habe ich das erste Mal deutlich gespürt, wie sehr meine Leistung darüber bestimmt, wo ich stehe und wohin ich gehe. Denn schon ganz zu Beginn unserer Karriere im Militär wurde das Schaffen kategorisiert und in Tabellen gepresst. Sie entschieden über den Studienort. Sie entschieden über Erschöpfung und die Länge einer Pause. Sie drängten uns in eine fortwährende Konkurrenz, ohne dass wir sie je gewählt hätten.

Die Jahre im Studium wiesen eine ähnlich klare Struktur auf, auch wenn wir formal während der Vorlesungszeit von militärischen Verpflichtungen freigestellt waren. Wirklich frei fühlte es sich nie an. Die Semesterferien waren gefüllt mit Ausbildungen, Truppenpraktika, Offizierlehrgängen und Rechtskundeunterricht. Das militärische Handwerk, das unsere Offizieranwärter aus der Truppe vor ihrer Zeit an den Universitäten der Bundeswehr kontinuierlich lernten, quetschten wir zwischen Famulaturen und medizinischen Praktika in die vorlesungsfreie Zeit. Viel Raum blieb da nicht. Das war der Preis dafür, dass uns die Bundeswehr das Studium finanzierte. Und ja, Geld kauft vieles, aber keine Erholung. Gerade in einem Studiengang wie Medizin hätte es das gebraucht. Wie sehr wir in einem dauerhaften Modus des Uns-Beweisens steckten, spürten wir damals nur am Rand. Prüfungsdruck war Normalzustand. Testate, Klausuren, bis zu 15 pro Semester. Bulimielernen, fertig ab. Kaum war eine Hürde genommen, wartete schon die nächste.

In den Semesterferien begann ein anderes Kapitel. Leben in Grün und gleichzeitig Bestehen in dem anderen Leben neben dem Weißkittel. Als Sanitätsoffizieranwärter standen wir oft unter besonderer Beobachtung. Man spürte die Blicke. Gleichzeitig machte ich bei den Praktika die ersten wirklich guten Erfahrungen von Kameradschaft. An der Panzertruppenschule und später im Lehrgang zum militärischen Fallschirmspringen. Das waren besondere Momente. Sie zeigten mir, was es bedeutet, Belastung zu tragen und auszuhalten, die eigenen Ressourcen realistisch einzuschätzen, voranzuschreiten und mit den eigenen Ängsten umzugehen.

Davon gab es genug, wir Medizinstudierende kannten sie zur Genüge. Über allem stand nämlich die Gewissheit, dass die Bundeswehr jederzeit die Möglichkeit hatte, diesen Weg zu beenden. Wer die Prüfungsleistungen nicht erfüllt, riskiert die Planstelle und damit die vorgezeichnete Karriere. Wir mussten erleben, wie Kameraden, die mit uns an der Offizierschule begonnen hatten, plötzlich nicht mehr neben uns saßen. Wie sie aus dem System fielen, weil sie Leistungen nicht erfüllen konnten, während wir weitergingen. Weiter, immer weiter, bis zur nächsten Einplanung. Kurz vor Ende des Studiums sammelten wir uns erneut. Wieder ein Ranking. Wieder Zahlen. Unsere Studienscheine wurden bewertet, die Ergebnisse der Staatsexamina in ein einheitliches Punktesystem übersetzt. Truppenpraktika, medizinische Famulaturen, Zusatzqualifikationen, sportliche Leistungen – alles floss zusammen in eine Ziffer, die darüber entschied, wo und wie wir die nächsten zwei Jahre verbringen würden.

In diesem System ist nichts selbstverständlich. Weder welche Fachärztin man später wird, noch an welchem Ort man arbeitet. Leistung und Bedarf greifen ineinander und formen den weiteren Weg. Ich wollte immer in die Notfallmedizin. Das war der eigentliche Grund, warum ich mich auf diesen Deal mit der Bundeswehr eingelassen habe. Nicht das Geld im Studium, nicht die Uniform, sondern die Möglichkeit, eine Medizin zu praktizieren, die ich so in der zivilen Welt nie kennengelernt hätte. Erkauft mit wenig Freizeit, aber auch im Austausch gegen viel zwischenmenschliche Erfahrung und ein Miteinander, das mich bis heute begleitet, bekam ich die Anästhesie. Und ich bekam sie in Berlin, als ich dort in diesem Hörsaal saß, mit all den Menschen, die sich parallel mit mir durch ihre Zwanzigerjahre kämpften.

Im System der Bundeswehr begegnen wir Menschen nicht nur einmal. Man trifft sie immer wieder. An anderen Orten, in anderen Funktionen und Lebensphasen. Wir lernten uns kennen als halbe Kinder. Baby-Studierende. Später Assistenzärztinnen, Fachärztinnen, irgendwann in Positionen mit Verantwortung. Wir haben uns beim Wachsen zugesehen. Beruflich. Persönlich. Wir haben Menschlichkeit so dicht beieinander erlebt, dass wir unausweichlich im Leben des Gegenübers stehen. Wir kennen voneinander nicht nur die guten Momente, sondern auch die anstrengenden, die enttäuschten, die übermüdeten Versionen. Wir haben gestritten, diskutiert und gezweifelt. Und wir haben zusammen Dinge erlebt, die wir »da draußen« kaum jemandem erklären können, weil unsere Welt so weit entfernt ist von der Normalität des Zivilen. Der erste Einsatz. Die erste echte Verantwortung unter Druck. Kacken in die Shitbag. Kommandeure, die dich als Karnevalistin bezeichnen, weil für manche der Wert der Uniform an der Farbe der Litze festgemacht wird. Und trotzdem fehlt manchmal genau das, was wir im Dienst ständig suchen: Deckung.

Nicht im wörtlichen Sinn, sondern in dem, was andere in diese Uniform hineinlesen. Der Stoff macht dich sichtbar. Er macht dich präsent. Und er macht dich angreifbar für Interpretationen, die mit deiner eigenen Person oft wenig zu tun haben. Viele sehen Flecktarn und Rangabzeichen und glauben sofort zu wissen, wer du bist. Blitzschnell ziehen sie ihre Schlüsse. Flecktarn überdeckt Persönlichkeit, Rangabzeichen ersetzen Biografie. Und so steht man da, verwundbar gegenüber Bildern, die andere im Kopf haben.

Während draußen diskutiert wird, was Sicherheit bedeutet, leben andere mit den Konsequenzen dieser Diskussion. Sie tragen Belastungen, die nicht immer auf der Hand liegen, und geben Teile ihres Lebens in ein System, das Freiheit für viele Menschen auf der Welt erst möglich macht. Deckung findet man dann weniger im Stoff der Uniform als im Miteinander. In den Menschen, die die eigenen Zweifel, die eigenen Grenzen und die eigenen Brüche kennen. In dem Wissen, dass man nicht allein dasteht, auch wenn man von außen oft auf eine Rolle reduziert wird. So intensiv habe ich selten über Jahre hinweg Kontakt zu Menschen gehalten. Und das, obwohl man im Alltag oft hunderte Kilometer voneinander entfernt ist. Darin liegt das Besondere. Kameradschaft entsteht nicht aus ständiger Nähe, sondern aus gemeinsamer Erfahrung. Vielleicht ist das der Grund, warum dieser Begriff so schwer mit dem zu vergleichen ist, was wir im Zivilen erlebt haben.

Bei aller Anstrengung, bei aller Belastung, bei dem Druck, den wir von innen manchmal gar nicht mehr wahrnehmen, sind es die Menschen, die alles erträglich machen. Für sie stehen wir auf. Für sie gehen wir mit. Wir übernehmen diese Verantwortung nicht nur für uns. Wir übernehmen sie, weil wir wissen, wer neben uns steht. Wir wissen, wie sie unter Druck reagieren, wie sie fallen und wieder aufstehen. Und wir übernehmen sie im Vertrauen darauf, dass die, die über uns entscheiden, mit Augenmaß handeln. Manchmal sind es die unmittelbaren Vorgesetzten, manchmal die Politik. Wir sind der Apparat und die Menschen mit ihren Biografien und Persönlichkeiten innerhalb der Befehlsstruktur. Wir dienen, während Bomben auf Länder fallen, während sich Nachrichten überschlagen und während vermeintlich stabile Orte neu gedacht werden müssen.

Die abstrakte Debatte über Sicherheit, verhandelt in Talkshows und Kommentarspalten, ist für uns konkreter Alltag. Manche reden über Krieg aus sicherer Distanz, mit einem Mut, der aus genau dieser Entfernung entsteht. Sie inszenieren sich auf Social Media und anderen Plattformen, kommentieren das Geschehen, ordnen ein, positionieren sich. Zur gleichen Zeit stehen Menschen in Uniform in ihren Verwendungen, präsent, mit dem eigenen Kopf im Risiko, und tragen die realen Konsequenzen politischer Entscheidungen. Jahrelang bereiten sie sich für den Moment vor, wenn aus Hypothesen Realität wird. Soldaten bauen ihre Resilienz zu Hause auf, um sie dann im Einsatz zu verbrauchen. Dabei stehen sie Belastungen durch, die für die Zivilgesellschaft unvorstellbar sind. Wir halten zusammen, weil wir wissen, dass man bestimmte Situationen nur gemeinsam aushält. Wir stehen ein für Menschen, die wir am Ende Kameraden und Freunde nennen, obwohl wir uns zu Beginn wahrscheinlich ohne den Zwang der Situation nie richtig gemocht hätten, deren politische Ansichten wir vielleicht nicht teilen und deren Leben zu Hause wir nicht immer verstehen. Trotzdem stellen wir uns vor sie und reißen sie in Deckung, weil sie es gerade selbst nicht mehr können. Nicht aus Übereinstimmung in allen Punkten, sondern weil wir wissen, was gemeinsamer Beistand bedeutet. Wenn die unvorstellbaren Situationen in ihrer Grausamkeit nun vor dir stehen, weil Entscheidungen aus weiter Ferne plötzlich den Menschen neben dir betreffen. Und dann, dann wird dir der Wert der unsichtbaren Begleiter, die immer irgendwie ein wenig bei dir waren, in all den Jahren mit all den ersten Malen wieder bewusst. Das sind die für deine Deckung. Das sind die, die aushalten, was andere nicht einmal in Worte fassen können.

Während wir uns so beweisen und so viel aufgeben an persönlicher Freiheit für die Freiheit von etwas Größerem, hecheln wir dann doch nur den Vorstellungen einer Gruppe hinterher, der wir gefallen wollen. Wir passen uns an. Wir spielen Rollen und bauen Karrieren in diesem System Bundeswehr, weil wir ihm so lange verpflichtet sind. Und nun, mit etwas Abstand, tun sie mir leid, die Karrieristen. Ob bei der Bundeswehr oder in den großen Konzernen. All jene, die so gut in den Ideen anderer funktionieren. In Systemen, die ihnen Orden versprechen, Spangen auf der Brust, Dienstgrade. Titel. CEO, CMO und wie sie alle heißen, die vielleicht mit Erschöpfung oder bitterer Erkenntnis auf die schauen, die sich haben lösen können von der Illusion einer Karriere. Und dann sehe ich sie. Wie sie tuscheln. Wie sie mich anklagen und sabotieren. Für den Weg, den ich gehe. Weil ich nicht in das passe, was man sich vorstellt von einer Soldatin und Medizinerin, die geradlinig in einem System funktioniert, das so schön Laufbahn und Wege vorgibt. Vielleicht gerade deshalb, weil dann die leise Erkenntnis kommt, dass man selbst aus diesem Strudel an fremden Erwartungen nicht mehr herauskommt. Dass man die eigenen Träume irgendwo abgelegt hat und sie nun wie ein leises Echo in der Zufriedenheit der anderen verklingen sieht. Das Streben nach Status frisst irgendwann die Seele. Und dann die Freunde. Und die Familie. Und deinen Charakter. Und am Ende bist du nur noch ein Platzhalter in einer Idee der anderen, die sie dir als deine »Karriere« verkauft haben. Dann bist du die, die so schnell verkauft wird wie die billige Ware in den Containern auf den Schiffen, für deren Schutz du nun in den Krieg ziehst. Wir leben vom Weiter. Aber wir fragen nicht mehr, warum wir wohin ziehen. Für wen mache ich das hier eigentlich? Wessen Illusion von Freiheit verteidige ich? Die einer Welt von verrückten alten Männern, die uns ins Chaos stürzen? Oder die jener, die so unbedenklich, nackt und mit entblößter Seele in den Clubs von Berlin tanzen?

Der vitruvianische Mann

Bericht von B., männlich, Mitte dreißig

Wenn eine Frau mit 40 Männern geschlafen hat, gilt sie gemeinhin als schamlos oder unanständig. In der Schwulenszene ist genau das Gegenteil der Fall. Die Attraktivität eines Mannes steigt mit der Zahl seiner sexuellen Erfahrungen. Ein Mann, der mit 40 Männern Sex hatte, rangiert da ehrlicherweise eher im unteren Drittel.

Die Schwulenwelt folgt ihren eigenen Regeln, die sich deutlich von denen der heteronormativen Mehrheitsgesellschaft unterscheiden. Sie ist eine Welt, die du in deiner Reihenhausnormalität nicht kennenlernst. Eine Welt, in der ich jetzt viel unterwegs bin und die ich als Teil meiner Identität genieße. In der ich mich gleichzeitig aber immer auch ein Stück unwohl fühle.

Mit 14 erlebte ich einen extremen Wachstumsschub. Innerhalb kurzer Zeit war ich fast zwei Meter groß und stach damit überall heraus. Ich wog etwa 60 Kilo und Begriffe wie »Lulatsch« oder »schlaksiger Typ« prägten mein Selbstbild, ebenso eine gewisse Tollpatschigkeit, die zwangsläufig damit einhergeht, wenn der Körper schneller wächst, als das Gehirn mithalten kann. Geist und Extremitäten hingen irgendwie nicht so recht zusammen und diesen Eindruck bin ich lange nicht losgeworden.

Daher begann ich mich bereits im Alter von 15 Jahren selbst zu modellieren, um mich wohler zu fühlen. Als ich mit 18 oder 19 von zu Hause auszog, steigerte ich mein Sportpensum. Die Motivation dazu war stark nach außen gerichtet. Es ging nie um ein selbst gesetztes Ziel oder um Zufriedenheit, sondern um Veränderung. Im Fitnessstudio verglich ich mich permanent mit anderen Männern.

Ich habe nicht wirklich daran geglaubt, mal so aussehen zu können wie die. Dann brach ich das Training ab, ging nach Hause und war tagelang niedergeschlagen, weil ich mir ein Ideal vor Augen führte, das mir unerreichbar erschien. Ich verglich mich mit Menschen, mit denen ein Vergleich kaum sinnvoll war. So entwickelte sich früh ein starkes Bewusstsein für mein äußeres Erscheinungsbild. Gerade in der schwulen Szene nimmt der Körper eine besondere Rolle ein. Er ist nicht nur Ausdruck der eigenen Persönlichkeit, sondern wird schnell zu einem zentralen Bezugspunkt für Zugehörigkeit, Wahrnehmung und Selbstverständnis. Je klarer sich meine sexuelle Identität herausbildete, desto stärker rückte auch mein Körper in den Fokus, als etwas, das gelesen, eingeordnet und bewertet wird.

In der Homo-Welt ist Aussehen dein Kapital. Jock, Twink, Bär – die Szene packt dich in Kategorien und schiebt dich je nach sexueller Präferenz oder Aussehen in eine Schublade. So rutscht du rein in diese beurteilende Welt und auf einmal wird deine Ästhetik routiniert Layer für Layer in deiner abendlichen Hautpflegesession aufgearbeitet. Das war für mich eine Selbstverständlichkeit, die sich verstärkte durch die Menschen, mit denen ich mich umgab. Perfekte Haut und geschliffenes Aussehen. Niemand wollte Falten sehen. 30 war für mich immer die heilige Zahl. Das Kapital ist optisch aufgebraucht. Wenn du dann nicht im Business erfolgreich bist, eine tolle Wohnung hast oder auf Grindr mit einem dicken Schwanz posieren kannst, fliegst du raus. Die Gay-Szene ist unerbittlich und das merkte ich trotz meines altersuntypischen Freundeskreises. Wenige klassische Lebensentwürfe mit Ehe oder Kindern, viele Leute, die ganz bewusst anders leben. Lebensbiografisch fühlte ich mich daher nicht zu spät, doch optisch begann ich mich kritisch zu betrachten. Aber nur mich.

Wenn es um andere Menschen geht, insbesondere um Freunde, bin ich überraschend nachsichtig. Ich sehe keinerlei Grund, warum sie sich optimieren oder verändern sollten. Für mich sind sie genau richtig, so wie sie sind. In meinen zwischenmenschlichen

Beziehungen, sei es freundschaftlich oder romantisch, akzeptiere ich den Körper des anderen bedingungslos und liebe ihn in seiner natürlichen Form. Diese strengen Maßstäbe, die ich an mein eigenes Erscheinungsbild anlege, gelten nur für mich selbst und niemanden sonst. Das verstärkte sich besonders in meiner Zeit in Dublin. Eine Phase in meinem Leben, die mich noch mal auf eine ganz andere Stufe meiner Entwicklung hob. Vor Corona verlief mein Leben in geregelten Bahnen. Ich lebte mit einem vertrauten Freundeskreis in Hamburg. Sport zwei- bis dreimal pro Woche war völlig ausreichend. Ich studierte und arbeitete dort, hatte aber mit der Zeit das Gefühl, dass es doch auf dieser Welt noch mehr geben muss. Spätestens da wurde mir klar, dass ich eine Veränderung brauchte. Ich wollte die Herausforderung, die mich aus diesem enger werdenden Rahmen herausholt. Ich arbeitete zunächst für eine Online-Marketingagentur und später für Google, was es mir ermöglichte, beruflich nach Dublin zu wechseln.

Dieser Schritt veränderte viel. Allein ins Ausland zu gehen, mein Englisch zu perfektionieren und für einen internationalen Konzern zu arbeiten, gab mir ein neues Selbstvertrauen. Ich hatte auf einmal inspirierende Kollegen und damit eine neue Perspektive. In Hamburg war ich im Freundeskreis der sportliche, gepflegte, karriereorientierte Typ. In Dublin war ich einer unter vielen und genau das fühlte sich befreiend an. Ich lernte den Typ Mensch kennen, für den Crossfit am Morgen, Personal Training am Abend, ambitionierte Urlaubsreisen und Freizeitprojekte daneben selbstverständlich sind. Diese intrinsisch motivierten, ehrgeizigen Persönlichkeiten empfand ich als enormen Antrieb. Fast zwangsläufig übernahm ich ihren Lebensstil. Ich besuchte zeitweise zweimal täglich das Fitnessstudio. Morgens Crossfit, abends Personal Training. Das war wie eine persönliche Inkarnation. Ich blühte nicht nur körperlich auf, sondern hatte auf einmal auch vollkommen neue Möglichkeiten, mich privat und beruflich zu entwickeln. Und das sah man mir an. Diesen Körper und diese Persönlichkeit nahm ich mit zurück nach Deutschland. Ich zog nach Berlin und wagte damit einen Schritt, der noch mal ganz anders Bewegung in mein Leben bringen sollte. Beruflich, vor allem aber privat.

Aus meiner Homosexualität habe ich nie ein Geheimnis gemacht. Sie war für mich kein plötzlicher Aha-Moment, sondern eher etwas, was mir schleichend bewusst geworden ist. Ich habe früh gemerkt, dass ich Frauen nicht wirklich attraktiv finde, ohne diesem Umstand allzu große Bedeutung beizumessen. Meine Sexualität entwickelte sich vergleichsweise spät. Als hochgewachsener, schlaksiger Nerd, der sich nur für Computer interessierte, war ich lange mit anderen Sachen beschäftigt. Über Tage saß ich zu Hause, baute selbst Rechner zusammen und holte das letzte bisschen Performance aus ihnen raus, um meine Spiele auf den höchsten Grafikeinstellungen zocken zu können. Das war vollkommen mein Kosmos. Sexualität spielte dabei kaum eine Rolle. Erst mit 15 oder 16 begann sich das langsam zu ändern. Da kam das eher wie eine Beiläufigkeit. Jetzt stehe ich wohl auf Männer. Fein. Wirklich sonderbar fand das keiner. Ich war ja der seltsame, zwei Meter große Nerd. Eine Freundin traute man mir nicht zu, so viel stand fest.

Mit etwa 20 meldete ich mich zum ersten Mal auf einer Datingplattform an. Dort begann meine sexuelle Erfahrung überhaupt erst. Am Anfang hatte ich, ich würde sagen, eher eine romantische Sicht auf die Sexualität. Ich stellte mir einen monogamen Freund vor, mit dem ich das Glück der Intimität erleben kann. Den einen speziellen Partner fürs Leben. So ein bisschen wie eine Disney-Princess-Lovestory, mit der man als Kind groß geworden ist. Doch die Realität holte mich schnell ein. Meinen Prinzen gab's allenfalls als Prinzenzepter und das wiederum lernte ich schnell genug auf den diversen Datingplattformen kennen. Schwanz ist Trumpf und das möglichst dick und möglichst lang. Willkommen beim Homo-Dating. Da stand ich nun, der immer erst schreiben und ein Gefühl dafür bekommen wollte, mit wem ich es zu tun habe. Der Austausch auf solchen Plattformen beschränkt sich allerdings schon sehr – sagen wir mal so – auf die harten Fakten. Das ist nach wie vor nicht mein Ding. Ich brauche eine minimale Verbindung, um

Lust auf ein Treffen zu bekommen. Für mich ist Sex kein stumpfer Akt. Ein wenig Verbindung gehört dazu. Und das in einer Welt, die enorm auf Äußerlichkeiten fixiert ist. Bietest du in der nicht mit, bist du raus aus dem Game. Das sind die Regeln und sie verschärfen sich in der Nacht.

Gays feiern anders als der Rest. Sex, Drogen, Sex auf Drogen – all das kreiert so eine sonderbare Stimmung in den Kellern der Darkrooms. Oder auf den Sofas der Hauspartys. Freizügigkeit steht gar nicht zur Diskussion. Sie wird vorausgesetzt, sonst schaffst du es gar nicht erst über die Türschwelle. Nichts ist so judgy wie der Blick desjenigen, der über deinen Einlass in dieses Amüsement entscheidet. Du kannst sowieso nichts verstecken, weil auch einfach kein Stofffetzen mehr an dir hängt. Und dann kommt der Sex. Sehr viel Sex. Die anfängliche Hemmung geht spätestens nach dem ersten Emma-Shot verloren. Mit dem Push an Serotonin und all den anderen zuckersüßen Hormonen ist es dir vollkommen egal, ob dein Gegenüber einen Sixpack hat oder ob da doch ein paar Gramm Fett am Bauch sind. Sex bedeutet in der schwulen Welt auf der Meta-Ebene so viel mehr als das, was dir der pure Orgasmus geben könnte. Für Heteros findet er überwiegend im Privaten statt. Aber für Gays ist Sex sichtbar, verhandelbar, ständig präsent im öffentlichen Raum, in Gesprächen, in Erwartungen und in den Selbstbildern.

Ich denke, die Welt der Schwulen wird stark von Bildern geprägt. Von Partys, von sozialen Medien und vor allem von der Pornoindustrie. Sie liefern den Sixpack gleich mit, den großen Schwanz dazu und die Vorstellung, dass alle anderen Männer permanent auf extremen, grenzenlosen Sex aus sind. Wer dieses Bild nicht erfüllt, hat Pech. Dann wird eben der Nächste gewählt. Die Gays sind gnadenlos auf Sex, Körper, Attraktivität und Begehren fixiert. Bist du nicht mehr attraktiv, musst du auf andere Weise kompensieren. Da hast du Geld, kommst mit einer schönen Wohnung oder bringst den Status durch dein Netzwerk. Im Grunde erkauft man sich damit nur etwas anderes. Wer den Absprung nicht schafft, wer weder attraktiv ist noch finanziell die Klaviatur von scheinheiligem Glamour beherrscht, verliert das Spiel. Überspitzt gesagt bleibt man, wenn man bis zu einem gewissen Punkt keinen Partner gefunden hat, vermutlich auch danach allein.

Daraus ergibt sich ein impliziter Zwang zur Daueroptimierung. Als schwuler Mann muss man in seine Karriere investieren, in seinen Körper, in seine Gesundheit. Man kann sich kaum eine Auszeit leisten. Stillstand fühlt sich sofort wie Rückschritt an. Schwulsein stresst. Mein Leben rauscht in der Dauerperformance vorbei. Die besten Jahre sind bald vorbei, solange will man gelebt haben. Und dann, in dieser Zeit der Peak Performance, wird so richtig losgelegt. Job passt, da musste ich mir nie Gedanken machen. Aber diese nagende Unzufriedenheit beim Blick in den Spiegel ließ mich nie wirklich los. Dann war es bald kein Wellbeing mehr, was mich jeden Tag zum Sport trieb, sondern das Investment in mein Kapital. Ich hab's übertrieben. Meine täglichen Einheiten waren irgendwann so intensiv, dass mir die Gelenke schmerzten. Aber weniger oder ganz ohne Training wäre für mich undenkbar. Ohne Sport geht es mir schlecht. Mein Körper ist müde, aber mein Kopf lechzt danach, um nicht in diese schrecklichen Gedanken zu verfallen. Soziale Anerkennung. Ein verdammt guter Motivator.

Es ist ein bisschen wie beim Rauchen. Man weiß, dass es einem schadet, aber es macht Spaß, und was später einmal sein soll, ist einem in dem Moment egal. Tückischerweise wird Sport allgemein als »gesund« bezeichnet. Würde ich sagen, ich ziehe mir jeden Morgen eine Line, wäre die Reaktion sofort eindeutig. Wenn ich allerdings zweimal am Tag zum Training gehe, bekomme ich Lob für meine Disziplin, Anerkennung dafür, dass ich meinen Körper schinde, nur eben nicht mit Koks. Dabei weiß ich selbst, dass das, was ich im Moment mache, nicht gesund ist. So, wie ich Sport betreibe, geht es eigentlich nicht. Gleichzeitig geht es aber auch nicht ohne. Spätestens wenn ich auf die nächste Party möchte und eine Woche nicht im Gym war, schaue ich in den Spiegel und sehe nur chubby Seitenspeck. In der Szene gibt es so viele Männer, die sich vor Partys noch aufpumpen, vorher nichts essen oder trinken, nur um möglichst »lean« auszusehen. Das Verhalten ist krank, keine Frage. Jeder hofft, dass die anderen damit aufhören. Aber weil es alle machen, ziehst du mit. Körperbilder werden vollkommen verzerrt und Idealvorstellungen aufgebaut, die am Ende kaum jemand erfüllen kann.

Neben dem Sport wird auch die Stellschraube Essen immer fester angezogen. Es ist nicht mehr ein erlebter Genuss, sondern vielmehr ein Schlachtfeld innerer Konflikte. Ein ständiges Ringen zwischen eiserner Disziplin und drohendem Kontrollverlust. Auf der einen Seite steht der Wunsch nach Trost und Geborgenheit, den Nahrung bieten kann, auf der anderen Seite das sofortige Aufkommen von Schuldgefühlen. Sie entstehen nicht, weil mir Essen keinen Spaß machen würde, sondern weil ich jede noch so kleine Abweichung von meinem strikt eingehaltenen Meal Plan als persönliches Versagen betrachte. Es ist, als ob jeder Bissen, der nicht ins System passt, meine Selbstdisziplin infrage stellt und die Strenge, die ich mir selbst auferlege, weiter verstärkt.

Die Schwulenwelt steckt so voller ungesunder Widersprüche. In der Szene wird permanent über Schwanzgröße gesprochen und wie tief man das Ding versenken kann. Aber für den festen Partner soll er dann plötzlich nicht zu groß sein. Das halte man schließlich nicht jeden Tag aus. Alle wollen es. Nur leben will damit keiner. Das Muster findet sich überall. Waschbrettbauch, attraktives Aussehen, hohes Einkommen. Alles soll vorhanden sein, aber bitte ohne negative Konsequenzen im Alltag.

Vor diesem Hintergrund überrascht es kaum, dass Drogen in der Szene so präsent sind. Sie helfen dabei, mitzuhalten. Wenn man drauf ist, wird der eigene Kontrollverlust egal, Unsicherheiten treten in den Hintergrund. Das sehe ich als ein großes Problem der Gay-Welt und als nächste Stufe der Eskalation. Du bist bereits körperlich am Limit durch Sport, Selbstoptimierung und Disziplin. Irgendwann reicht das nicht mehr aus, dann kommen Substanzen ins Spiel. Denn das Bild des permanenten Begehrens muss irgendwie aufrechterhalten werden. Doch niemand ist sieben Tage die Woche dauergeil. Es gibt immer Tage, an denen man keine Lust hat. Genau deshalb wird es vermutlich immer neue Wege geben, sich Vorteile zu verschaffen. Erst die kosmetischen Eingriffe, dann die Drogen. Und kaum jemand scheint sich daran noch zu stoßen.

Ich gehöre nicht zu denen, die auf Partys Sex haben. Ich fühle mich dort einfach körperlich nicht wohl genug. In solchen Momenten prallen mein Inneres und mein Äußeres aufeinander. Wären sie nicht so weit voneinander entfernt, würde ich vermutlich deutlich entspannter mit meinem Körper umgehen. Ich würde auf Partys gehen mit der Gewissheit, dass dein Blick mir nichts schuldet und ich ihm auch nicht. Stattdessen kippt sofort etwas. Ich denke nicht an meine Attraktivität, sondern daran, dass mit meinem Bauch etwas nicht stimmt. Wurde zu wenig Fett abgesaugt? Muss ich wieder hin? Alles daran fühlt sich nach Mangel an. Eigentlich ist es absurd, dass ich mir Kanülen in den Bauch rammen lasse, um Fett abzusaugen, obwohl ich um die schwerwiegenden Komplikationen weiß. Und wofür? Dafür, dass mein Körper vor einer Masse ausgestellt wird, die sich betäuben muss, weil sie ihre eigene Unsicherheit kaum noch anders aushält? Natürlich weiß ich, dass sich die Erwartungshaltung und der ganze Druck nur in meinem Kopf abspielen. Aber Wahrnehmung entsteht nun mal dort.

Diejenigen mit der größten Sichtbarkeit werden zu Repräsentanten der gesamten Szene erklärt. Mich interessiert nicht der schwule Rest der Rückgezogenen auf ihren flauschigen Sofas. Das kann ein gutes Leben sein. Es ist nur nicht meines. Mich interessiert die Bühne, auf der Intensität zählt, auf der Körper, Leistung und Begehren verhandelt werden. Ich will mitspielen und gewinnen gegen die, die sich an die Regeln halten. Das sind die mit Erfolg im Job und Sixpack, die in einer geschmackvoll eingerichteten Wohnung leben und gut aussehen. Diese Menschen prägen sich ein. Sie werden in meinem Inneren zu Maßstäben, zu Zielen und dem neidvollen »Das will ich auch«.

Ich vergleiche mich automatisch mit ihnen und schmücke mich mit ihrer Gesellschaft. Es kommt nicht vor, dass ich mir drei Abende hintereinander auf dem Sofa erlaube. Ruhe ist Faulheit und Faulheit bringt mir nicht einmal das Mitleid der anderen. Die tanzen derweil in ihrem unbändigen Erfolg. Meine Illusion wird zur Realität. Vor meinem inneren Auge spielen sich Partys ab voller Typen mit Sixpack und dickem Schwanz und erfolgreichen Homo-Kunstsammlern. Alle sind um die 30, alle sehen makellos aus, alle stehen in ihrem Zenit. Das Bild ist so verführerisch und das Maß, an dem ich mich unweigerlich messe. Diese Welt kennt keine Gnade, aber nach Gnade habe ich auch nicht gefragt. Bis ich zum ersten Mal genauer hinsah. Das scheint zum Erwachsenwerden dazuzugehören. Irgendwann nimmt das Hämmern im Kopf ab und unweigerlich drängen sich die Makel der Realität auf.

Wer ist hier eigentlich wirklich? Die anderen sind auch nur ein Haufen aus Ängsten, Vorstellungen und gebrochenen Seelen. Keine Götter, keine Adonisse, nur ihre eigene Historie, die gegen Unsichtbarkeit kämpft und sich an der Tragik der ständig zu erklärenden Homosexualität abarbeitet. Das alles ist gepanscht mit Drogen, maskulinisiert mit dicken Schwänzen und überzogen von idealtypischen Bildern. Der Zauber vergeht, je mehr man sich traut, die Brille der Szene abzunehmen. Ich bin älter geworden und merke die Limits dieses Lifestyles. Zu sagen, ich verreise drei- bis viermal im Monat, ich mache zweimal am Tag Sport – das ist mit Ende 20 noch etwas anderes als mit Mitte 30. Der Körper verändert sich einfach, die Regenerationszeit wird länger, das ist unvermeidlich.

Was mich eigentlich umtreibt, ist die Sehnsucht nach innerer Ruhe. Ich frage mich, wann der Punkt kommt, an dem ich mich zurücklehnen kann. Was von all dem, was jahrelang mein Alltag war, bin wirklich ich? Wie fühlt es sich an, wenn unweigerlich der Zahn der Zeit die schöne Fassade abgenagt hat? Meine Leistung ist endlich und mein Eintrittsgeld in diese ungnädige Gesellschaft geht langsam aus. Mit der richtigen Einstellung scheint es möglich, schön und alt bis in die letzten Lebensjahrzehnte zu sein. Ich finde, nichts ist unattraktiver als ein Mensch, dem man ansieht, dass er sich für sein Alter schämt. Und nichts ist attraktiver als jemand, der ausstrahlt, dass er sich mit sich selbst wohlfühlt. Ich bin das nicht.

Ich kann mich an keinen einzigen Tag in meinem Leben erinnern, an dem ich im Speedo vor dem Spiegel vorbeigelaufen bin und gedacht habe: »Wow.« Es gibt Momente, in denen ich einzelne Stellen an mir akzeptieren kann. Aber mein Blick bleibt nie dort. Er wandert automatisch zu dem, was nicht perfekt ist. Ich hafte an meiner eigenen Unvollkommenheit und begegne ihr mit einer Strenge, die keinen Spielraum lässt. Dem Bild, das ich in mir trage, werde ich nie entsprechen. Was ich dabei nicht sehe, sind meine eigenen Qualitäten. Ich nehme meine Stärken nicht wahr. Stattdessen sehe ich nur den Mangel und genau das macht mich auf Dauer wahnsinnig. Das Paradoxe ist, dass ich mich innerlich permanent ablehne, obwohl das von außen keiner tut. Weder online noch im realen Leben habe ich je wirklich Zurückweisung erfahren. Ich weiß deshalb bis heute nicht, woher dieses innere Gefühl eigentlich kommt. Jedenfalls war immer ich derjenige, der die Dinge beendet hat. Ich habe mich entzogen, vielleicht auch, um die Enttäuschung der Ablehnung nie selbst erfahren zu müssen. Meine Angst vor Zurückweisung ist enorm. Mit meinen eigenen Unsicherheiten würde ich daran lange tragen. Schon die Vorstellung macht es mir schwer, eine echte Verbindung aufzubauen. Dabei ist mir die wichtiger als reine Optik. Keine Kompromisse kann ich hingegen bei Gerüchen eingehen. Da bin ich extrem empfindlich. Wenn in der Bahn jemand zwei Reihen vor mir sitzt und ungewaschene Haare hat, rieche ich das. Das spielt für mich eine enorme Rolle. Mich erregt Geruch so sehr, wie er mich abschreckt. Ich kann mich in jemandem verlieren und gar nicht mehr aufhören, seine Haut zu riechen.

Ich habe manchmal das Gefühl, dass es einen grundlegenden Unterschied zwischen Homos und Heteros gibt. In der heterosexuellen Welt nimmt Mann oft das, was sich ergibt. Hat er Lust auf einfach nur Befriedigung, buhlt er um die Frau und mit Glück springt am Ende was bei rum. In der schwulen Welt hingegen bekommt Mann, worauf er heute Lust hat. Sex bestellt er sich gewissermaßen online. Die Auswahl ist groß und die Verfügbarkeit durch diverse Apps hoch. Der Datingkosmos wirkt wie ein Großhandel für Begehrlichkeiten. Im Grunde gibt es nichts, was man dort nicht finden kann. Entscheidend ist nur, auf welcher Seite man steht. Ob man auswählt oder ob man um Aufmerksamkeit buhlen muss, weil bestimmte Attribute fehlen. Begehren wird dort wie eine Ware gehandelt, nach festen Kriterien sortiert, sichtbar ausgestellt und unnachgiebig bewertet. Es ist ein Markt, der vorgibt, alles möglich zu machen, und doch sehr genau entscheidet, wer die Wahl hat und wer sich bemühen muss. Und natürlich macht es die Sache einfacher, wenn die Männer auf einen zukommen. Für mich ist es leichter, mit einem sportlichen Körper auf eine Party zu gehen, weil sich die anderen Willigen um mich scharen und ich einfach aussuchen kann. Müsste ich selbst aktiv auf Leute zugehen und sie ansprechen, wäre das Risiko höher, einen Korb zu kassieren. Was ich unter allen Umständen vermeiden möchte. Dieses Sich-Zurücklehnen und Wahrgenommenwerden macht vieles deutlich einfacher.

Außerhalb dieser Parallelwelt existiert das ganz normale Leben weiter. Dort verstehen die Leute oft nicht, was abseits davon passiert. Nach welchen Regeln die Gay-Welt funktioniert. Wenn ich versuche, das zu erklären, merke ich selbst, wie surreal diese Bubble klingt, sobald man ihr Gehabe laut ausspricht. Im ganz normalen Alltag lerne ich wahrscheinlich sogar die spannendsten Menschen kennen. Da date ich, verbringe Zeit mit anderen und manchmal entwickelt sich daraus Nähe, Sex oder einfach nur ein schöner Abend. Ganz selbstverständlich und erstaunlich leicht.

Ich kann nur versuchen, meine eigene Wahrnehmung wiederzugeben. So wie ich das sehe, gibt es in vielen heterosexuellen Lebensentwürfen nach wie vor klare, stabilisierende Strukturen. Sowas wie die Ehe. Man findet zusammen, richtet den Alltag aufeinander aus, lebt monogam und gründet eine Familie. In solchen

Modellen verliert der eigene Körper mit der Zeit an zentraler Bedeutung, meine ich zumindest. Altern, Veränderungen, Gewichtsschwankungen werden Teil einer gemeinsamen Geschichte und nicht ständig neu verhandelt. In der schwulen Welt fehlen diese entlastenden Strukturen oft. Beziehungen sind vielfältiger, weniger normiert und werden offen gelebt. Das schafft in gewisser Weise Freiheit, aber auch den dauerhaften Druck zu leisten. Weil Körper länger Teil des Begehrensdiskurses bleiben, muss man länger in die eigene Attraktivität investieren. Das erzeugt eine andere Dynamik, in der die Investition nicht irgendwann endet, sondern immer und immer fortgesetzt wird.

Die Gründe dafür beginnen vermutlich viel früher. Heteronormative Beziehungen sind einfach da. Man wächst mit ihnen auf, lange bevor man weiß, dass es Alternativen gibt. Sie laufen im Hintergrund mit, werden uns in früher Kindheit schon in Geschichten erzählt. Die Disney-Welt ist darauf aufgebaut und formt ganz selbstverständlich das, was wir für eine normale Beziehung halten. Irgendwann hat man ein Gefühl dafür, wie Nähe entsteht und wie zwei Menschen zueinanderfinden. Nur gilt das nicht für homosexuelle Beziehungen. Es gab lange keine solche Selbstverständlichkeit. Man merkt eher, dass man nicht gemeint ist. Und damit fehlt nicht nur die Repräsentation, sondern auch das Wissen darum, wie Beziehung eigentlich geht. Man kennt die Codes der eigenen sexuellen Identität nicht. Social Media hat daran etwas verändert. Dadurch gibt es heute viel mehr Einblicke und Ausschnitte aus dem Leben der anderen. Aber wie sehr hilft das wirklich beim Großwerden? Wer kennt schon wirklich homosexuelle Kinder- oder Jugendgeschichten?

Als junger Mensch hast du kein gesellschaftliches Gegenbild. Homo ist nicht normal und so fehlt dir jegliche Normalität, an der du dich orientieren kannst. Und das, was du stattdessen siehst, vor allem online, fühlt sich an wie eine Abkürzung ins Erwachsenenleben. Ich frage mich manchmal, ob dieses Leerzeichen in der jugendlichen Entwicklung nicht die spätere Überbetonung von Sexualität begünstigt. Ohne eingeübte Nähe wird Ficken zur Sprache, die alle sprechen. Sie füllt einen Raum, der eigentlich für langsames Annähern und Unsicherheit gedacht ist. Und so entstehen Begegnungen, die direkter und weniger abgefedert, manchmal ziemlich roh sind.

Kennenlernen und sexuelle Begegnung können innerhalb weniger Minuten stattfinden. Das sagt nach meinem Empfinden auch viel über unsere gesellschaftlichen Maßstäbe aus. Wenn eine Frau sagt, dass sie Frauen attraktiv findet oder mit Frauen Sex hat, gilt das gesellschaftlich als akzeptabel, selbst in einer heterosexuellen Beziehung. Für einen Mann gestaltet sich das ungleich komplizierter. Männlichkeit ist fragiler, als sie zugeben will, und diese Fragilität wird in der schwulen Welt nicht ausgeblendet, sondern vielmehr noch überspielt. Hier sind sie wieder, die Männer mit perfekter Haut, mit durchtrainiertem Körper. Als ließe sich Verletzbarkeit wegtrainieren. Stattdessen verschwindet sie hinter einer Maske der Perfektion, die das Bild von Männlichkeit nach außen stabilisiert und verdeckt, wie viel Zärtlichkeit am Ende doch in der Hochglanzhülle des idealen Lebens wohnt. So kategorisiert die Gay-Society Aussehen und Lust, anstatt sich kollektiv mit den Traumata gesellschaftlicher Stigmatisierung auseinanderzusetzen.

Daraus entsteht ein System der Einordnung. In der schwulen Welt gibt es unzählige Kategorien, in die man hineinpassen kann, und die Suche nach der richtigen Schublade ist kompliziert. Lange habe ich versucht herauszufinden, welche die meine ist. Für einen Twink bin ich zu massig, für einen Bären zu sportlich und ein Daddy bin ich vom Alter her noch nicht. Daher kommt ein Gefühl, selbst innerhalb der eigenen Gruppe nicht richtig dazuzugehören. Ich passe in keine klare Kategorie. Meine Schublade lässt sich nicht einfach öffnen. Im Vergleich mit den anderen fühle ich mich als Sonderling. Mein eigener Selbstwert hängt sich daran auf. Sich begehrt zu fühlen, ist ein ganz immenser Faktor auf der Stufe der Selbsterkenntnis und Selbstfürsorge. Das zieht alles Weitere nach sich. Und da kommt bei vielen die ästhetische Medizin ins Spiel.

In meinem Kopf gibt es dieses Versprechen: »Drei Prozent weniger Körperfett, dann passt das mit dem Selbstbild.« Ich komme dort an und sehe mich genau wie vorher. Also geht es weiter: »Eine Fettabsaugung, dann bin ich fein.« Zwei Jahre später die nächste. Eine dritte ist medizinisch kaum noch möglich, weil nichts mehr da ist. Und trotzdem meldet sich der erdrückende Gedanke beim Blick in dem Spiegel wieder: »Ich bin nicht genug.«

Die ästhetische Medizin ist für mich ein verfluchter Segen. Weil es diese Möglichkeiten gibt, nutze ich sie. Und weil ich sie nutze, empfinde ich sie als wirksam. Statt von innen heraus zu arbeiten, greife ich auf die Option zurück, von außen einzugreifen. Sie gibt mir Selbstbewusstsein, obwohl ich rational weiß, dass ich es eigentlich nicht nötig hätte. Niemand würde sagen: »Jetzt hast du endlich zwei Prozent Körperfett weniger, jetzt bist du attraktiv.« Die meisten hätten mich vorher attraktiv gefunden und tun es auch jetzt. Das bedeutet, dass sich das Thema fast ausschließlich in meinem Kopf abspielt. Selbst Therapie verrückt mir diese Ansicht nicht. Ich würde es jederzeit wieder machen. Botox zum Beispiel mag ich wirklich. Damit fühle ich mich wohl. Ich merke, wie ich mich freue, wenn die Falten verschwunden sind und alles für einen Moment etwas leichter wird.

Bei Schönheitsoperationen ist das anders. Danach frage ich mich oft, warum ich mir diesen Aufwand zugemutet habe. Den Schmerz. Diese Selbstverständlichkeit, mit der ich all das auf mich nehme. Im Rückblick wirkt es absurd. Und trotzdem weiß ich, dass ich es wieder tun werde. Es ist nicht so, dass ich danach plötzlich ein selbstbewusster Mann bin, der sich selbst liebt. Eher das Gegenteil. Die Unsicherheit bleibt. Die Aussage, dass ich einen tollen Körper habe, würde sich aus meinem Mund für mich falsch anfühlen. Nicht wie Ehrlichkeit, sondern wie etwas Aufgesetztes. Von außen gelesen gelte ich als sehr attraktiv. Mein Umfeld sagt mir das auch. Umso größer die Irritation darüber, wie weit mein Selbstbild davon entfernt ist. Die Hintergründe kenne ich nicht. Wenn ich sie wüsste, könnte ich mir viele Therapiestunden sparen. Seit zwei Jahren suche ich nach einer Antwort, aber keine Veränderung macht es besser. Die Kluft zwischen dem, was außen sichtbar ist, und dem, was ich innerlich fühle, bleibt. Auch Komplimente lösen bei mir eher ein Unbehagen aus. Ich kann sie nicht wirklich annehmen. Freunden sage ich, dass mich nett gemeinte Kommentare verunsichern, und trotzdem möchte ich nicht auf sie verzichten. Ohne sie würde etwas fehlen. Ich brauche sie, aber sie lösen nichts.

Wenn ich mir vorstelle, ich hätte einen Unfall und könnte nie wieder trainieren, weiß ich ehrlich gesagt nicht, wie ich das verkraften würde. Sport definiert mich. Wenn ich einmal drei Tage nicht im Gym bin, bricht mein inneres Bild sofort zusammen. Dann setzt ein Gedankenkreislauf ein: »Oh nein, oh nein, oh nein.« Ich könnte dir nicht einmal genau sagen, was dann passieren würde, nur dass all das wegfällt, woraus ich mich im Moment speise: Komplimente, Sport, Sex. All das gibt mir Halt. Und wenn das wegbricht, bleibt erst einmal nichts. Ganz platt gesagt, habe ich noch nie jemanden im Rollstuhl auf einer Dating-App gesehen. Oder jemanden, der nur einen Arm hat. In der schwulen Welt bist du dann unsichtbar. Und allein der Gedanke daran, nicht mehr wahrgenommen zu werden, würde mich vermutlich in ein sehr, sehr tiefes Loch fallen lassen. Ich weiß nicht, ob ich dort wieder herauskäme. Denn dann bliebe vor allem eines übrig: ein massives Bündel an Selbstzweifeln und die Frage, woran ich mich eigentlich noch orientieren kann, wenn all das wegfällt, was mir Halt gibt.

Mit der letzten Trennung ist mehr zerbrochen als nur die Beziehung, sondern auch das fragile Gleichgewicht, das ich mir aufgebaut hatte. Während der Beziehung war ich zwar streng zu mir. Ich habe weiter optimiert, weiter Ziele verfolgt. Aber es gab Momente, in denen der Druck nachließ. Kleine Ausnahmen. Ein Kilo mehr, das egal sein durfte, weil da jemand war, mit dem ich mich verbunden fühlte. Der Gedanke, von meinem Partner begehrt zu werden, hat mich entlastet. Mit dem Ende der Beziehung ist diese Entlastung verschwunden. Und ich bin zurückgerutscht in ein vertrautes Muster. Leistung. Kontrolle. Optimierung. Als müsste ich mir meinen Wert wieder erarbeiten. Nicht nur für andere, sondern auch für mich selbst.

Die Trennung hat mein Lebenskonzept erschüttert und wieder die Frage aufgeworfen, wie Beziehung, Begehren und Selbstwert zusammengehören. Ich kann andere ganz gut lieben und viel geben, aber mir selbst kaum etwas. Da ist eine innere Grenze, die sagt, dass Liebe erst verdient werden muss. Dann kommt die Leistung, dann kommt die Disziplin. Und selbst wenn ich etwas erreiche, verschiebt sich der Maßstab sofort. Dann reicht es wieder nicht. Der Druck beginnt von vorn.

Damit mehr Selbstliebe entstehen kann, müsste sich auch gesellschaftlich etwas verschieben. Resonanz spielt dabei eine zentrale Rolle und die Art, wie wir gesehen werden und gesehen werden wollen. In uns allen steckt das Bedürfnis nach Nähe und nach einer Beziehung zu einem Menschen, der im eigenen Leben Bedeutung hat. Gleichzeitig leben wir in einer Welt der unbegrenzten Möglichkeiten, die permanent Leistung einfordert und Vergleich produziert. Dieser Druck färbt auf unsere Vorstellungen von Beziehung und Körper ab. Man sucht Nähe und erwartet zugleich Perfektion. Immer sitzt da dieser leise Zweifel, der fragt, ob es nicht noch besser ginge. Für manche liegt darin der Reiz offener Modelle, weil sich Unvollkommenheit scheinbar ausgleichen lässt. Und trotzdem bleibt die Sehnsucht nach etwas anderem. Nach jemandem, der nicht perfekt ist, sondern ausreichend. Nach der Erkenntnis, dass »gut« gut genug sein kann.

Gratismut

Es gibt diese Art zu leben, mitten in einer Gesellschaft und doch ein Stück neben ihr. Man bewegt sich durch sie hindurch, nutzt, was sie bietet, ihre Offenheit und Möglichkeiten, in der sicheren Wohligkeit funktionierender Strukturen. Man richtet sich ein. Man funktioniert. Man profitiert. Und lange fühlt sich das nach Freiheit an. Solange alles mit einer unerträglichen Leichtigkeit durch den Alltag gleitet, stellt niemand Fragen. Man könnte diese Freiheit fast mit Unabhängigkeit verwechseln. Als hätte man sich aus allen Zumutungen herausgelöst. Keine Reibung, keine klare Positionierung, kein Risiko, anzuecken. Man bleibt beweglich in der Unverbindlichkeit. Es ist eine merkwürdige Form von Abstand. Man gehört dazu, ohne sich wirklich zu bekennen. Man nimmt teil, ohne Verantwortung zu spüren. Und irgendwann merkt man, dass genau diese Distanz Kraft kostet. Dass das ständige Dazwischenstehen müde macht. Man kann nicht dauerhaft durch ein System gehen, ohne sich zu fragen, wofür man eigentlich steht.

Eine Gesellschaft funktioniert nicht durch die, die alles ablehnen, sondern durch die, die sich einbringen. Ins Wanken gerät sie durch die, die sich ihrer aus Gleichgültigkeit entziehen. Aktiv sind immer nur wenige. Schweigen wird oft mit Neutralität verwechselt, obwohl es längst eine Entscheidung ist. Die Demokratie verteilt Macht nicht nach Besonderheit, sondern nach Beteiligung. Das ist ihr Versprechen. Und ihre Schwäche. Denn wer nicht mitwirkt, überlässt das Feld denen, die laut genug sind, es zu füllen. Engagement wird seltener, obwohl es dringender gebraucht wird. Die Menschen sind müde geworden.

In meinem Alltag begegne ich dieser Müdigkeit oft, ob nun im Dienst oder den belauschten Gesprächen in der Bahn. Gerade dort erlebt man manchmal die ehrlichsten Momente. Die eigentliche Herausforderung liegt nicht darin, immer neue Positionen zu formulieren. Sie besteht darin, wieder bereit zu sein, Teil eines Ganzen zu werden. Wer im Namen eines Staates dient, der für Freiheit steht, trägt auch die Verantwortung, sie für alle zu ermöglichen. Die Uniform schützt nicht nur Grenzen. Sie schützt auch das Versprechen, dass Menschen verschieden sein dürfen. In dieser Welt, in der Körper immer noch beurteilt, Biografien sortiert, Identitäten gewertet werden, braucht es Räume, die sichtbar machen, wer sonst keine Bühne bekommt. Und diese Sichtbarkeit darf kein Luxus bleiben.

Gesellschaft entsteht im Miteinander und manchmal auch in der Geste, sich im Spiegel zu begegnen und sich darin wiederzuerkennen. Eine starke Gesellschaft schützt, was verletzlich ist, und ermöglicht, was anders ist. Vielleicht liegt genau darin etwas Gutes, zwischen diesen Welten zu stehen. Ich habe keine Lust, sie gegeneinander auszuspielen. Nicht das Militär gegen das Zivile. Nicht die Akutmedizin gegen die Ästhetik. Das sind unterschiedliche Räume, ja. Mit eigenen Regeln und eigenen Erwartungen. Aber sie erzählen alle etwas über Verantwortung und die Menschen, denen man begegnet.

Sichtbarkeit schlägt Brücken in Kreise, zu denen man vielleicht nicht gehört und in denen man sich nicht immer wohlfühlt. Aber dabei hilft die Erkenntnis, dass eine andere Perspektive kein Angriff ist, sondern ein Angebot für ein gemeinsames Weiterkommen. Mit den Jahren ist mir vieles egaler geworden. Heute weiß ich, dass Führung früher beginnt, als man es mir beigebracht hat. Sie entsteht im direkten Gegenüber, dort, wo man Dynamiken wahrnimmt und Verantwortung trägt, ohne dafür an der Spitze stehen zu müssen. Entscheidungen kommen nicht erst mit einem Titel, sondern werden im Moment getroffen. Gleichzeitig verrennen wir uns als Gesellschaft, indem wir auf diese eine Figur warten, die alles auf einmal ändern kann. Die Eine, die auf den Bildschirmen der Nachrichtensender die große Veränderung verkündet. Wir delegieren Verantwortung gern an Leute, die anscheinend mehr Macht und Kompetenz oder das größere Netzwerk haben. Vielleicht weil wir gar nicht wahrnehmen, wie gut wir schon selbst vernetzt sind. Wie viel Wirkung in diesen kleinen Mikromomenten liegt. In der Art, wie wir sprechen oder widersprechen. Wie wir unsere Stimme erheben und auch den Aggressionen begegnen, die sich gegen andere richten, für ihr Geschlecht, ihre Herkunft, ihre Sexualität oder ihre Identität.

Es braucht nicht immer die Uniform oder die Schublade, in die man gesteckt wird, um zu verstehen, wie viel Gestaltungsmacht im Alltag liegt. Gesellschaft formt sich nicht nur durch Ämter oder Hierarchien, sondern durch die Menschen, die Teil von ihr sind und die Möglichkeiten nutzen, die ihnen gegeben worden sind. Wir leben in einer Sicherheitsarchitektur, die dieses Miteinander überhaupt erst erlaubt. Darin besteht unsere Verantwortung. Sie gibt uns einen Vorschuss, ein Quäntchen Gratismut, für andere einzustehen.

21:30 Uhr. Viel zu müde, um überhaupt den Feierabend zu genießen. Es gibt die einen, die Schichtdienst gut wegstecken können. Und dann die, die sich von Dienstblock zu Dienstblock in die nächsten freien Tage sehnen, weil der eigene Rhythmus nicht mehr hinterherkommt. Ich sitze in der U-Bahn und merke, wie leer mein Kopf eigentlich ist. Wir sind verstreut im Neonlicht, jeder auf seiner eigenen kleinen Insel aus Gedanken. Mir gegenüber ein Mann mit müden Augen und einer Jacke, die schon bessere Tage gesehen hat. Neben der Tür eine Frau, die ihren Kopf gegen die Scheibe lehnt und kurz die Augen schließt, als würde sie nur für zwei Stationen die Welt ausblenden. Ein paar Sitze weiter jemand im Anzug, die Krawatte gelockert, der Blick dumpf, als hätte auch er heute genug Entscheidungen getroffen.

Um diese Uhrzeit trägt jeder etwas mit sich nach Hause. Erschöpfung. Verantwortung. Gedanken, die noch nicht fertig gedacht sind. Und doch wissen wir nichts voneinander. Wir sehen Oberflächen, mehr nicht. Das ist der Punkt. Im Alltag machen wir uns so selten klar, wie sehr wir doch alle aufeinander angewiesen sind, auch wenn es in solchen Momenten völlig abwegig erscheint.

Wir sitzen nebeneinander, ohne eine Verbindung zu spüren oder die Geschichten des anderen zu kennen, und sind dennoch Teil desselben Gefüges. Vielleicht reicht es für heute, das einfach mitzudenken. Hinter jedem Gesicht stehen ein eigener Kampf und ein eigener Beitrag zu diesem Wir, von dem wir Teil sind, ohne uns jemals kennenzulernen.

Die Bahn ruckelt an. Ein kurzes Aufleuchten im Tunnel, dann wieder Dunkel. Das Neonlicht bleibt unerbittlich, aber es wirkt weniger hart im Gesicht meines Gegenübers. Ein kurzes Lächeln. Viel zu flüchtig, als dass es mir hätte gelten können. Oder doch?

Jeder bringt etwas ein in dieses unsichtbare Gleichgewicht, das unseren Alltag Sekunde um Sekunde aufbaut. Wenn der Lärm des Tages abnimmt, wird spürbar, dass wir einander mehr schulden als nur einen schnellen Blick.

Eine olfaktorische Mischung aus verschiedenen Leben schleicht sich durch den Wagon und erinnert an den verlebten Tag. Der Achselschweiß zahlreicher hektischer Momente zieht säuerlich an mir vorbei und malt mir den Stress der anderen in die Nase. Orphéon klebt an mir, inzwischen lange genug, dass ich es selbst kaum noch wahrnehme. Der Duft unserer Gesellschaft reist mit mir durch die Nacht und ich, zu müde, um jede einzelne Nuance auseinanderzuhalten, lehne mich als Teil davon zurück.

Die nächste Station wird angesagt, die Türen öffnen sich, neue Gesichter steigen ein, andere verschwinden im Halbdunkel des Bahnsteigs und für einen kurzen Moment setzt sich dieses kleine Universum aus Stoffrascheln, Atemzügen und Restwärme neu zusammen. Ganze Epochen reisen hier durch den Untergrund dieser Großstadt, kreuzen sich für ein paar Stationen und ziehen weiter, bevor sich die Türen wieder schließen und die Bahn in die Nacht rollt.

Und wir fahren weiter.

Together in, together out.

Danke.
An die, die mich durch Einsätze und Dienste begleiten.
Für das Dasein in Momenten, in denen Worte fehlen.
Für den Mut zu sprechen.
Und für den Mut, zu verteidigen.
Für den Anstoß, dieses Buch zu schreiben.
Für das Vertrauen, den Blick auf das zu richten, was oft übersehen wird.

Thomas und Elke.
Anne und Omi.
Maria.
Lili.
Nadine.
Tim.
Marc.
Dana.
Margot.
Katharina.
Philipp.
Sascha.